Ergotherapie – Reflexion und Analyse

Herausgegeben von
Ulrike Marotzki
Christina Jerosch-Herold
Birgit Maria Hack

Rehabilitation und Prävention

Springer-Verlag Berlin Heidelberg GmbH

Ulrike Marotzki (Hrsg.)

Ergotherapeutische Modelle praktisch angewandt

Eine Fallgeschichte – vier Betrachtungsweisen

Mit 32 Abbildungen und 8 Tabellen

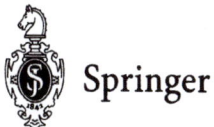

Ulrike Marotzki
Asternweg 3
31141 Hildesheim
E-Mail: Ulrike@Marotzki.de

ISSN 0172-6412
ISBN 978-3-540-67712-3

Die Deutsche Bibliothek - CIP-Einheitsaufnahme
Ergotherapeutische Modelle praktisch angewandt: eine Fallgeschichte - vier Betrachtungsweisen /
Hrsg.: Ulrike Marotzki. - Berlin; Heidelberg; New York; Barcelona; Hongkong; London; Mailand; Paris;
Tokio: Springer, 2002
  (Rehabilitation und Prävention)
  ISBN 978-3-540-67712-3   ISBN 978-3-642-56388-1 (eBook)
  DOI 10.1007/978-3-642-56388-1

Dieses Werk ist urheberrechtlich geschützt. Die dadurch begründeten Rechte, insbesondere die der Übersetzung, des Nachdrucks, des Vortrags, der Entnahme von Abbildungen und Tabellen, der Funksendung, der Mikroverfilmung oder der Vervielfältigung auf anderen Wegen und der Speicherung in Datenverarbeitungsanlagen, bleiben, auch bei nur auszugsweiser Verwertung, vorbehalten. Eine Vervielfältigung dieses Werkes oder von Teilen dieses Werkes ist auch im Einzelfall nur in den Grenzen der gesetzlichen Bestimmungen des Urheberrechtsgesetzes der Bundesrepublik Deutschland vom 9. September 1965 in der jeweils geltenden Fassung zulässig. Sie ist grundsätzlich vergütungspflichtig. Zuwiderhandlungen unterliegen den Strafbestimmungen des Urheberrechtsgesetzes.

http://www.springer.de/medic-de/buecher/index.html

© Springer-Verlag Berlin Heidelberg 2002
Ursprünglich erschienen bei Springer-Verlag Berlin Heidelberg New York 2002

Die Wiedergabe von Gebrauchsnamen, Handelsnamen, Warenbezeichnungen usw. in diesem Werk berechtigt auch ohne besondere Kennzeichnung nicht zu der Annahme, dass solche Namen im Sinne der Warenzeichen- und Markenschutz-Gesetzgebung als frei zu betrachten wären und daher von jedermann benutzt werden dürften.

Produkthaftung: Für Angaben über Dosierungsanweisungen und Applikationsformen kann vom Verlag keine Gewähr übernommen werden. Derartige Angaben müssen vom jeweiligen Anwender im Einzelfall anhand anderer Literaturstellen auf ihre Richtigkeit überprüft werden.

Umschlaggestaltung: design & production GmbH, Heidelberg
Layout: de'blik, Berlin
Satz: K + V Fotosatz GmbH, Beerfelden

Gedruckt auf säurefreiem Papier   SPIN 10773590   22/3130/is - 5 4 3 2 1 0

Vorwort der Herausgeberin

Als 1999 der erste Band der Reihe **Ergotherapie – Reflexion und Analyse** mit dem Titel **Konzeptionelle Modelle für die ergotherapeutische Praxis** erschien, waren ergotherapeutische Praxismodelle den meisten Berufskolleginnen und -kollegen noch weitgehend unbekannt. Heute, zwei Jahre später, gibt es die ersten ergotherapeutischen Studiengänge, über die die Modelle Verbreitung finden. Auch werden immer mehr Abschlussarbeiten und Artikel zu diesem Themenbereich geschrieben. Das Fach **Ergotherapeutische Grundlagen** in der neuen ergotherapeutischen Ausbildungs- und Prüfungsverordnung (ErgThAPrV) wird in Zukunft dafür sorgen, dass jede Schülerin und jeder Schüler einer Berufsfachschule für Ergotherapie ein gewisses Basiswissen zu Praxismodellen erlangt.

In den ergotherapeutischen Praxisfeldern haben die Praxismodelle allerdings bisher kaum Fuß gefasst, sodass im deutschsprachigen Raum derzeit leider noch die Voraussetzungen dafür fehlen, größere empirische Untersuchungen zum praktischen Nutzen ergotherapeutischer Modelle durchzuführen. In Gesprächen mit Kolleginnen und Kollegen zeigt sich immer wieder, dass große Schwierigkeiten bestehen, wenn es um das Verständnis und vor allem um die Anwendung der Modelle geht. Praxismodelle erscheinen zu abstrakt und zu komplex.

Genau aus diesem Grund entstand das vorliegende Buch. Es verfolgt drei Hauptziele:
Vier ergotherapeutische Modelle sollen anschaulich vermittelt werden.
Anhand der Fallgeschichte sollen den Leserinnen und Lesern beispielhaft konkrete Wege der Anwendung von Praxismodellen aufgezeigt werden.
Die Fallgeschichte eignet sich dazu, sie im Unterricht mit Schülerinnen und Schülern oder auch gemeinsam mit Kolleginnen und Kollegen zu bearbeiten und die Modellanwendung zu erproben, **bevor** die Einzelbeiträge ganz gelesen werden. Die eigenen Ergebnisse können dann vor dem Hintergrund der jeweiligen Anwendungsbeispiele in diesem Buch diskutiert werden. Bei diesem Vorgehen ist allerdings zu beherzigen, dass es nicht den **einen** richtigen Weg der Anwendung gibt.

Autorinnen und Autoren und die Herausgeberin erhoffen sich, dass von diesem Buchexperiment viele kritisch durchdachte Anwendungsexperimente ausgehen und dass der Schritt zur praktischen Umsetzung am Praxisort in Zukunft ein wenig leichter fällt.

Hildesheim, im Mai 2001 Ulrike Marotzki

Inhalt

1	**Einleitung** 1			Leitperspektive: Klienten-zentrierung, Lebensqualität 13

ULRIKE MAROTZKI

1.1 Idee zum Buchprojekt: eine Fallgeschichte – vier Betrachtungsweisen 3

1.2 Kein systematischer Vergleich der Praxismodelle 4

1.3 Kriterien zur Fallauswahl 5

1.3.1 Erstes Kriterium: Gleiche fachspezifische Voraussetzungen aller Teilnehmenden 5

1.3.2 Zweites Kriterium: Ein real(istisch)er Fall 5

1.3.3 Drittes Kriterium: Realistische Informationsbedingungen 6

1.4 Zur Terminologie und zu den einzelnen Beiträgen 6

1.5 Literatur 10

2 **Was Praxismodelle der Ergotherapie sind und was sie nicht sind** 11

ULRIKE MAROTZKI

2.1 Was sind ergotherapeutische Praxismodelle? 11

2.1.1 Sie repräsentieren einen ergotherapeutischen Gegenstandsbereich 12

Vorgehens- und Praxishilfen für Ergotherapeuten 14

2.1.2 Sie liefern Beiträge zur Professionalisierung des Berufes 14

2.2 Was sind ergotherapeutische Praxismodelle *nicht*? 15

2.2.1 Sie sind kein Ersatz für medizinisches Wissen und „klassische" Behandlungsansätze 15

2.2.2 Sie sind nicht kulturunabhängig 16

2.2.3 Sie sind nichts prinzipiell Neues 17

2.3 Literatur 18

3 **Das Fallbeispiel: Frau Schmidt (83), Bewohnerin eines Pflegeheims** 21

ULRIKE MAROTZKI

3.1 Die Einrichtung bzw. der Lebensort Frau Schmidts 22

3.2 Die Mitarbeiter des Alten- und Pflegeheims 22

3.3 Das ergotherapeutische Abteilungsangebot 23

3.4	**Informationen über Frau Schmidt** 23		4.1.6	Lebensbereiche 37 Aktivitäten des täglichen Lebens (ADL) 38 Schule/Arbeit/Beruf 38 Freizeit/Spiel 39
3.4.1	Stationsakte 24			
3.4.2	Sozialbericht 24			
3.4.3	Gesprächsinformationen zur Heimaufnahme und zur gegenwärtigen Situation 25		4.1.7	Materielle, soziale und kulturelle Voraussetzungen 39 Materielle Voraussetzungen 39 Soziale Voraussetzungen 39 Kulturelle Voraussetzungen 39
3.4.4	Bisherige ergotherapeutische Behandlung Frau Schmidts 26			
			4.2	**Fallbeispiel Frau Schmidt** 40
4	**Das Bieler Modell** 29		4.2.1	Die Erfassung 40 Einordnung der übermittelten Daten 41 Ergänzte Erfassung als Grundlage für die Arbeit in der Struktur des Bieler Modells 43 Zusammenfassung der ergotherapierelevanten Problemstellungen 45
Marie-Theres Nieuwesteeg, Mario Somazzi				
4.1	**Theoretischer Teil** 30			
4.1.1	Handeln in der Ergotherapie: Zum Begriff der Handlungsfähigkeit 30 Handlungsfähigkeit als Leitziel in der Ergotherapie 33 Handeln als therapeutisches Mittel 33			
			4.2.2	Die Planung 46 Allgemeine Behandlungsschwerpunkte und konkrete Behandlungsziele 47
4.1.2	Handlungsbedingungen 33		4.3	**Ausblick** 52
4.1.3	Verhaltensgrundformen 34 Haltung/Fortbewegung 35 Umgang mit Gegenständen 35 Soziale Interaktion 35		4.4	**Literatur** 52
			5	**Das Occupational Performance Model (Australia) (OPMA)** 55
4.1.4	Grundfunktionen 35 Sensorisch-motorische Grundfunktionen 35 Perzeptiv-kognitive Grundfunktionen 36 Emotionale Grundfunktionen 36		Roman Weigl	
			5.1	**Einleitung** 56
			5.2	**Entstehungsgeschichte des OPMA** 57
4.1.5	Physische und psychische Voraussetzungen 37 Physische Voraussetzungen 37 Psychische Voraussetzungen 37		5.3	**Der Aufbau des OPMA** 57
			5.3.1	Die beiden Handlungsumgebungen des OPMA 58
			5.3.2	Schematischer Überblick über das OPMA 59

5.3.3 Das OPMA – grafische Darstellung **59**
5.3.4 Die acht Konstrukte des OPMA **60**
Konstrukt 1: Handlungsperformanz (Occupational Performance) **60**
Konstrukt 2: Handlungsrolle (Occupational Performance Role) **61**
Konstrukt 3: Bereiche der Handlungsperformanz (Occupational Performance Areas) **62**
Konstrukt 4: Komponenten der Handlungsperformanz (Occupational Performance Components) **64**
Konstrukt 5: Kernelemente der Handlungsperformanz (Core Elements of Occupational Performance) **64**
Konstrukt 6: Externe Umwelt (External Environment) **64**
Konstrukt 7: Raum (Space) **65**
Konstrukt 8: Zeit (Time) **65**

5.4 Fallanalyse mit dem OPMA 65
5.4.1 Grundfragen des OPMA **65**
Frage 1: Wer ist der Klient? (Wer braucht Therapie/Beratung?) **65**
Frage 2: Worin besteht das Problem? **66**
Frage 3: Wer hat ein Problem mit der Situation? **66**
5.4.2 Auswahl der Methodik zur Statuserhebung **66**
5.4.3 Ergebnisse der modellgeleiteten Begutachtung **67**
Frau Schmidts Handlungsperformanz in Zeit und Raum **67**
Kernelemente der Handlungsperformanz von Frau Schmidt **68**
Frau Schmidts Handlungsrollen **68**
Frau Schmidts Rollenpartner **70**
Komponenten der Handlungsperformanz **71**
5.4.4 Zusammenfassung der Evaluationsergebnisse **72**

5.5 Zielformulierung mit dem OPMA 73
5.5.1 Vorhandene Ressourcen und Defizite bei der Zielformulierung berücksichtigen **73**
5.5.2 Beispiel: Einen als Problem empfundenen Handlungsablauf modifizieren **74**
5.5.3 Beispiel: Die Komplexität eines bestehenden Handlungsablaufes steigern **75**
5.5.4 Verankerung in Zeit und Raum durch Veränderung der Umweltkomponenten **76**

5.6 Literatur 77

6 Das Model of Human Occupation (MOHO) 79

CHRISTIANE MENTRUP

- 6.1 Grundverständnis der Person mit Fähigkeiten und Defiziten (grundlegende Fragen) 80
- 6.1.1 Kurze Einführung in das Model of Human Occupation 80
- 6.1.2 Harte Daten und Diagnose im Fallbeispiel Frau Schmidt 81
  - Harte Daten 81
  - Diagnose 81
- 6.1.3 Subsystem Volition 83
  - Selbstbild 83
  - Volitionsnarrativ 84
  - Interessen 86
  - Werte 87
- 6.1.4 Subsystem Habituation 88
  - Gewohnheiten 88
  - Rollen 88
- 6.1.5 Subsystem Performanz 90
  - Motorische Fertigkeiten 90
  - Prozesshafte Fertigkeiten 90
  - Kommunikations- und Interaktionsfertigkeiten 91
- 6.1.6 Umwelt 92
  - Soziale Umwelt 92
  - Räumliche Umwelt 93
- 6.2 Gestaltung des Therapiebeginns und Planung des ergotherapeutischen Vorgehens 93
- 6.2.1 Kontaktaufnahme 94
- 6.2.2 Stärkung der Volition 94
- 6.2.3 Übernahme hauswirtschaftlicher Aufgaben 94
- 6.2.4 Festigung der Habituation 94
- 6.2.5 Einbeziehen der Tochter 94
- 6.2.6 Familientherapeutische Intervention 94
- 6.2.7 Unterstützende Psychotherapie 95
- 6.2.8 Therapeutische Grundsätze 95
- 6.3 Mittel zur Befunderhebung 95
- 6.3.1 Volition 95
  - Fragebogen zur Volition (Volitional Questionnaire) 96
  - Interview zur Betätigungsvergangenheit (Occupational Performance History Interview II; OPHI-II) 97
  - Interessen-Checkliste (Interest Checklist) 97
- 6.3.2 Habituation 97
  - Rollen-Checkliste 97
  - Fragebogen zur Betätigung (Occupational Questionnaire) 97
- 6.3.3 Performanz Assessment motorischer und prozesshafter Fähigkeiten (Assessment of Motor and Process Skills; AMPS) 98
- 6.4 Mittel und Medien zum Einsatz in der Therapie 98
- 6.5 Zielfindung in der Therapie 98
- 6.5.1 Aktuelle Therapie Ergotherapie 98
- 6.5.2 Mögliche Zielsetzungen (Auswahl) 99
  - Volition 99
  - Habituation 99
  - Performanz 99
  - Umwelt 99
  - Soziale Umwelt 99
- 6.6 Grundlegende Fragen aus der Perspektive des Modells an den beschriebenen Kontext 100

6.6.1	Therapieangebot 100		7.3.2	Leitlinien der Therapie: Occupational Performance Process (Die 7 Schritte des Prozesses der Betätigungsperformanz) 116
6.6.2	Organisation 101			
6.6.3	Bewohnerorientierung 101			
6.7	**Persönliche Erfahrungen** 101			
6.8	**Literatur** 102			

Schritt 1: OP-Probleme benennen und validieren 117

Schritt 2: Theoretischen Ansatz auswählen 120

7 Das Canadian Model of Occupational Performance (CMOP) 103

ANGELA HARTH

7.1 Einleitung 104

7.2 Theoretischer Teil 104

7.2.1 Entstehungsgeschichte des Modells 104

7.2.2 Das Praxismodell (CMOP) 106
Klientenzentriertheit 106
Occupation (Betätigung) 107
Occupational Performance (OP) (Betätigungsperformanz) 108

7.2.3 Das Messinstrument (COPM) 110
Durchführung des COPM 111

7.2.4 Der Occupational Performance Process (Prozess der Betätigungsperformanz) 112

**7.3 Praktischer Teil:
Der ergotherapeutische Prozess mit Frau Schmidt auf Grundlage des CMOP** 114

7.3.1 Situation von Frau Schmidt 114
Grundlegende Fragen an die Geschichte und die anamnestischen Daten der Klientin 114

Schritt 3: Performanzkomponenten und Umweltbedingungen herausfinden 121

Schritt 4: Stärken und Ressourcen herausfinden 122

Schritt 5: Anzustrebende Ziele und Vorgehensweisen gemeinsam festlegen 123

Schritt 6: Geplante Vorgehensweisen durch entsprechende Betätigungen umsetzen 124

Schritt 7: OP-Ergebnisse evaluieren 127

7.4 Ausblick 128

7.5 Literatur 129

8 Schlussüberlegungen und Ausblick 131

ROMAN WEIGL

8.1 Konzeptionelle Modelle – Kekse oder Krokodile? 132

8.2 Allgemeine Überlegungen zu konzeptionellen Modellen 132

- 8.2.1 Vier Modelle – vier verschiedene Ergebnisse? 132
- 8.2.2 Verbindung zwischen Theorie und Praxis 133
- 8.2.3 Argumente für die Verbreitung konzeptioneller Modelle 135
- 8.2.4 Entwicklung eines persönlichen Arbeitsmodells 137

8.3 Auswirkungen auf die Ergotherapie in der Praxis 137
- 8.3.1 Abkehr von der Medizin als „vorrangiger Referenzwissenschaft" der Ergotherapie 137
- 8.3.2 Gefährden oder ermöglichen konzeptionelle Modelle die Finanzierung der Ergotherapie? 138
- 8.3.3 Ist modellgeleitete Ergotherapie durch ihre Alltagsnähe effizienter? 139

8.4 Die Wissenschaft Ergotherapie 141
- 8.4.1 Gegenstandsbereich der ergotherapeutischen Wissenschaft 141
- 8.4.2 Finanzierung modellgeleiteter Forschung 142
- 8.4.3 Ergotherapeutisches Handeln im gesellschaftlichen Kontext 143
- 8.4.4 Eine ergotherapeutische Fachsprache 144

8.5 Zusammenfassung 145
8.6 Literatur 145

Anhang: Leitfragen 147

Anhang: Warum es die Buchreihe *„Ergotherapie – Reflexion und Analyse"* gibt 149

Sachverzeichnis 153

Beitragsautorinnen und -autoren

Angela Harth
Mittlerer Waldweg 25
67281 Kirchheim/Weinstrasse
E-Mail: aharth@rz.uni-osnabrueck.de

Ulrike Marotzki
Asternweg 3
31141 Hildesheim
E-Mail: Ulrike@Marotzki.de

Christiane Mentrup
Koksche Strasse 14
49080 Osnabrück
E-Mail: CHMentrup@aol.com

Marie-Theres Nieuwesteeg-Gutzwiller
Schule für Ergotherapie
Schlösslistrasse 40
2504 Biel
E-Mail:
ergotherapieschulebiel@bluewin.ch

Mario Somazzi
Schule für Ergotherapie
Schlösslistrasse 40
2504 Biel
E-Mail:
ergotherapieschulebiel@bluewin.ch

Roman Weigl
Dipl. Ergotherapeut
Abteilung für Kinder-
& Jugendheilkunde
Krankenhaus St. Pölten
Propst-Führer-Strasse 4
A-3100 St. Pölten
E-Mail: ergoweigl@kh-st-poelten.at
E-Mail: r.weigl@gmx.net

1 Einleitung

ULRIKE MAROTZKI

Inhaltsverzeichnis

1.1	**Idee zum Buchprojekt: eine Fallgeschichte – vier Betrachungsweisen** 3	
1.2	**Kein systematischer Vergleich der Praxismodelle** 4	
1.3	**Kriterien zur Fallauswahl** 5	
1.3.1	Erstes Kriterium: Gleiche fachspezifische Voraussetzungen aller Teilnehmenden 5	
1.3.2	Zweites Kriterium: Ein real(istisch)er Fall 5	
1.3.3	Drittes Kriterium: Realistische Informationsbedingungen 6	
1.4	**Zur Terminologie und zu den einzelnen Beiträgen** 6	
1.5	**Literatur** 10	

Die deutschsprachige Ergotherapie hat in den letzten Jahrzehnten in den einzelnen medizinischen Fachbereichen sehr an Vielfalt und Fachkompetenz gewonnen. Dies ist zum großen Teil darauf zurückzuführen, dass kontinuierlich spezifische Behandlungsansätze (approaches)[1] für die klinische Ergotherapie entwickelt wurden. Gemeinsam ist den teils bewährten, teils neuen Ansätzen ihre Nähe zu den verschiedenen Fachrichtungen der Medizin und ihren Grundlagenwissenschaften sowie zu den Sozialwissenschaften. Die Ansätze basieren laut Hagedorn (1997/2000) auf folgenden Bezugsrahmen (applied frames of reference)[2]:

- dem biomechanischen,
- dem neurophysiologischen,
- dem kognitiv-perzeptiven,
- dem verhaltens- und kognitiv-verhaltensorientierten,
- dem analytischen,
- dem humanistischen und
- dem gruppenarbeitsbezogenen.

---

[1] Der Begriff „Behandlungsansatz" stammt von Hagedorn (1997/2000) und ist ein Sammelbegriff für Behandlungskonzepte und -methoden. Behandlungsansätze stellen Behandlungsprinzipien, -techniken und -mittel für die praktische klinische Patientenarbeit bereit.

[2] Der Begriff „Bezugsrahmen" stammt ebenfalls von Hagedorn (1997/2000). Bezugsrahmen kombinieren anwendungsrelevantes und problembezogenes Wissen aus Grundlagenwissenschaften für die klinische Praxis. Sie bilden die theoretische anwendungsbezogene Basis für die Entwicklung von Behandlungsansätzen.

Zu den prominentesten Ansätzen zählen Bobath, Sensorische Integration, Perfetti, Affolter und Gestaltungstherapie, um nur einige zu nennen. Regelmäßige individuelle Fort- und Weiterbildung in diesen Behandlungsansätzen gehören zum Standard qualifizierter ergotherapeutischer Arbeit.

Seit weniger als 10 Jahren zeichnet sich nun in den deutschsprachigen Ländern zaghaft eine neue Entwicklung ab: die Auseinandersetzung mit konzeptionellen Modellen der Ergotherapie, auch **ergotherapeutische Praxismodelle**[3] genannt. Konzeptionelle Modelle der Ergotherapie verstehen sich als Theorie- und Praxisgebäude, die in der Ergotherapie ihren Ursprung haben und dort entwickelt wurden (damit also „genuin ergotherapeutisch" sind). Den Ergotherapien in den verschiedenen medizinischen Fachbereichen verleihen Praxismodelle ein gemeinsames Fundament. Ihre theoretischen Konzepte bzw. Konstrukte sind zwar auch aus anderen Disziplinen entlehnt, sie sind jedoch nicht in Bezug auf spezifische Störungsbilder, sondern mit Blick auf die **komplexe Natur der menschlichen Handlungsfähigkeit** zusammengestellt worden.

Ergotherapeutische Praxismodelle unterscheiden sich in ihrer theoretischen Konzeption und in ihrer praktischen Anwendung von Behandlungsansätzen, die meist fachbereichsspezifisch und auf bestimmte Störungsbilder bezogen sind. Zwar zielen konzeptionelle Modelle ebenso wie Behandlungsansätze auf eine systematische und ef-

---

[3] Erste ausschnittweise Übersetzungen wurden in Deutschland von Dehnhardt (1993) und Götsch (1993) veröffentlicht.

fektive ergotherapeutische Behandlungspraxis ab – doch sie verlangen nicht, dass man eine spezifische Methode erlernt. Stattdessen laden sie Ergotherapeutinnen und Ergotherapeuten dazu ein, ihre therapeutische Aufmerksamkeit nicht sofort auf die schadensbedingten Fähigkeitsstörungen und deren Behandlung zu lenken.

Die Modelle wollen vielmehr ein Problemverständnis vermitteln, das eine **integrierte Betrachtung** des Menschen ermöglicht, der durch Krankheit und/oder Umweltbedingungen in seinen Handlungsmöglichkeiten eingeschränkt ist. Dabei werden folgende Aspekte berücksichtigt:

- die gestörten Funktionen,
- die individuellen Ressourcen,
- die individuelle Lebenssituation und
- die aktive soziale und gesellschaftliche Partizipation.

Praxismodelle bieten einen ergotherapeutisch relevanten **Rahmen**, innerhalb dessen die Probleme definiert und die Behandlungsziele festgelegt werden können. Die systematische Analyse und das Hineindenken in die Situation des Patienten – wie er bisher sein Leben gestaltet hat, was ihn derzeit daran hindert und welche Betätigungsmöglichkeiten zukünftig für ihn von Interesse sind – können im Ergebnis durchaus dazu führen, dass dieselben Behandlungsansätze und Medien ausgewählt und angewendet werden wie bei einer Befunderhebung ohne Praxismodelle. Die Begründung fällt evtl. etwas ausführlicher aus.

Es ist aber auch möglich, dass sich über den modellbegleiteten Analyseweg völlig andere Ziele und Mittel offenbaren, die eine enge medizinische Indikation vielleicht überschreiten – und damit der Problemstellung und den Bedürfnissen des Menschen, der in seinen Handlungsmöglichkeiten eingeschränkt ist und in einer spezifischen Umwelt lebt, am ehesten entsprechen und langfristig zum Erhalt oder zur Verbesserung seiner individuellen Lebensqualität beitragen.

1.1
Idee zum Buchprojekt: eine Fallgeschichte – vier Betrachtungsweisen

In diesem Buch sollen vier ergotherapeutische Praxismodelle in ihrer Fallanwendung vorgestellt werden. Die Idee, verschiedene Modelle auf einen Fall anzuwenden und so Gemeinsamkeiten und Unterschiede der Modelle zu demonstrieren, stammt ursprünglich von amerikanischen Kollegen (Crist u. Brasic 1997). Christiane Mentrup und ich griffen diese Anregung auf und planten ein ähnliches Projekt für den deutschsprachigen Raum.

Bei diesem schwierigen Vorhaben übernahm im ersten Durchgang Christiane Mentrup das **Model of Human Occupation (MOHO)**, und wir konnten Angela Harth für das **Canadian Model of Occupational Performance (CMOP)** und Roman Weigl für das **Occupational Performance Model (Australia) (OPMA)** gewinnen.

Ich suchte ein Fallbeispiel aus und schickte es mit Leitfragen an die Kolleginnen und den Kollegen. Die erste gemeinsame Präsentation fand im Mai 1999 auf dem DVE-Kongress in Kassel statt. Eine zweite Präsentation wurde im November 1999 auf den Kongress Ergotherapie Activ in Wien möglich. An der Stelle von Roman Weigl nahmen hier Marie-Theres Nieuwesteeg-Gutzwiller und Mario Somazzi mit dem **Bieler Modell** teil. Die zu beiden Veranstaltungen gehaltenen Vorträge bilden die Grundlage der Beiträge im Buch.

Die erste Veranstaltung wurde auf Audiokassette aufgenommen und den Referentinnen und dem Referenten in transkribierter Form zur weiteren Überarbeitung zur Verfügung gestellt. (An dieser Stelle sei den Kolleginnen und Kollegen der Arbeitstherapie der Klinik für Psychiatrie und Psychotherapie in Langenhagen und deren Rehabilitandinnen und Rehabilitanden ganz herzlich für die aufwendige Arbeit der Verschriftlichung gedankt!)

1.2 Kein systematischer Vergleich der Praxismodelle

Die Anwendung von vier Praxismodellen auf einen konkreten Fall verlockt dazu, die Modelle systematisch zu vergleichen. Die Leitfragen (siehe Anhang, S. 148) sollten ursprünglich dazu dienen, einzelne Modellaspekte besser vergleichbar zu machen. Doch zeigte sich schon in den Vorträgen, dass die Fragen ein zu starres Korsett für die modellbasierte Fallentwicklung bildeten.

Beim Versuch, die Modelle anhand der vorliegenden Fallanwendungen systematisch zu vergleichen, stießen wir auf drei methodische Probleme:

Jedes Modell (vielleicht mehr noch als eine Behandlungsmethode) ist in der Praxis hochgradig von der **Person** abhängig, die es anwendet. Nicht nur das Wissen um die theoretische Konstruktion, sondern auch die individuellen Erfahrungen mit Patienten und im Umgang mit dem Modell selbst tragen dazu bei, dass das Modell flexibel eingesetzt wird und dass die Ergebnisse eine bestimmte Form annehmen. Die Autorinnen und Autoren der Beiträge sind prominente Vertreter der jeweiligen Modelle im deutschsprachigen Raum. Ihre individuellen Erfahrungshintergründe und beruflichen Arbeitsfelder sind jedoch wenig vergleichbar.

Eine wichtige Rolle spielt auch der **persönliche Stil im Umgang mit Entscheidungen**, die auf der Basis eines bestimmten Praxismodells gefällt werden. Nicht jede Entscheidung kann so erklärt werden, dass sie nachvollziehbar und zusätzlich auf der Grundlage des Modells verständlich wird. Klinische Entscheidungen, insbesondere von erfahrenen Kolleginnen und Kollegen, sind häufig nicht ohne zusätzliche Befragung be- und ergründbar. Sie werden auf der Grundlage einer komplexen Wissensstruktur gefällt, die den Rahmen eines Modells übersteigt. Auf diese nachträgliche Befragung zur Rekonstruktion mancher Entscheidungswege musste leider verzichtet werden.

Die **sozialen und zeitlichen Ressourcen**, auf die bei der Modellanwendung zurückgegriffen werden kann, haben ebenfalls Einfluss auf das Ergebnis und dessen Ausarbeitung. Dies ist praktisch tätigen Ergotherapeutinnen und Ergotherapeuten geläufig. Entscheidend sind die Möglichkeiten zum Austausch mit anderen Kolleginnen und Kollegen, die Erfahrung im Praxisfeld und in der Modellanwendung haben, und die Zeit, die zur Bearbeitung einer Aufgabe zur Verfügung steht. Auch diese Ressourcen waren bei den Autorinnen und Autoren sehr unterschiedlich.

Aus diesen Gründen geht es im Buch nicht darum, die Modelle systematisch zu vergleichen. Wir wollen vielmehr vier unterschiedliche ergotherapeutische Vorgehensweisen demonstrieren, die sich mit einer Ausnahme (Bieler Modell, siehe unten) nicht auf fachbereichsspezifische Kenntnisse stützen, sondern lediglich auf einem ergotherapeutischen Praxismodell basieren.

Vielleicht wird es zu einem späteren Zeitpunkt einmal möglich sein, eine größere Anzahl von Behandlungen auf der Grundlage verschiedener Modelle zu untersuchen und systematisch zu vergleichen.

1.3
Kriterien zur Fallauswahl

1.3.1
Erstes Kriterium:
Gleiche fachspezifische Voraussetzungen aller Teilnehmenden

Der Fall Frau Schmidt, der den hier vorgestellten Modellanwendungen zugrunde liegt, wurde aus einem medizinischen Fachbereich – der Geriatrie – ausgewählt, mit dem die Modellanwenderinnen und der Modellanwender zumindest des ersten Durchgangs nicht vertraut waren. Alle sollten annähernd die gleichen Voraussetzungen haben. Keiner sollte auf Grund eines vertieften theoretischen, methodischen und praktischen Wissens im medizinischen Fachbereich im Vorteil sein.

Im zweiten Durchgang der Präsentation waren diese gleichen Bedingungen nicht mehr gegeben, da Marie-Theres Nieuwesteeg über fundierte Kenntnisse und praktische Erfahrungen im Bereich der Geriatrie verfügt. Ein bisschen aufgewogen wurde dieses Missverhältnis dadurch, dass Angela Harth und Christiane Mentrup nun den Vorteil hatten, ihre Fallarbeit bereits zum zweiten Mal zu präsentieren.

1.3.2
Zweites Kriterium:
Ein real(istisch)er Fall

Der Fall sollte so beschaffen sein, wie er in realen Praxisbereichen der Ergotherapie auch zu finden wäre. Somit basiert die Falldarstellung auf einer tatsächlichen ergotherapeutischen Behandlungsgeschichte, die zum Schutz der Person allerdings hinreichend verfremdet wurde.

Hinzu kommt, dass es sich nicht um den Fall einer jungen, kommunikativen, flexiblen Person handeln sollte, der prognostisch möglicherweise noch viele Entwicklungswege offen stehen. Der Fall sollte Problemaspekte enthalten, die es notwendig machen sollten, Ziele funktioneller Verbesserung bzw. Wiederherstellung gegen Ziele individueller Lebensqualität abzuwägen.

Beachte ▶ Behandlungsziele im Sinne der individuellen Lebensqualität, d. h. aus der Perspektive des Patienten heraus, zu sortieren und nach ihrer Priorität zu ordnen ist ausgewiesenes Ziel der meisten ergotherapeutischen Praxismodelle (CAOT 1997; Law et al. 1999; Sumsion 1999; Kielhofner 1995, 1999; Kielhofner et al. 2001; Chapparo u. Ranka 1997).

1.3.3 Drittes Kriterium: Realistische Informationsbedingungen

Jede ergotherapeutische Behandlung beginnt mit Informationsbruchstücken aus unterschiedlichen Quellen. Auch diese Ausgangsbedingungen sollten in der Fallvorgabe simuliert werden. Die vorgegebenen Informationen sind lückenhaft, zum Teil widersprüchlich und wurden ursprünglich zu unterschiedlichen Zwecken zusammengestellt. Diese Ausgangsbedingungen ermöglichen es, den modellbasierten systematischen Suchvorgang nach ergotherapierelevanten Informationen vorzuführen und den Umgang mit widersprüchlichen Informationen zu demonstrieren.

1.4 Zur Terminologie und zu den einzelnen Beiträgen

Bevor ich kurz auf die einzelnen Beiträge des Buches eingehe, zunächst noch eine Bemerkung zur verwendeten Terminologie. Beim Lesen der Beiträge wird der Leserin und dem Leser auffallen, dass Aufbau und Inhalte der Modelle mit sehr unterschiedlichen Begriffen beschrieben werden. Das ist für die Modelle aus dem englischen Sprachraum z. T. als Folge unterschiedlicher Auffassungen zur Übertragung ins Deutsche zu verstehen. Einige Begriffe wurden – wie beim kanadischen Modell und dem zugehörigen Assessment – in englischer Sprache belassen. Für den ergotherapeutischen Kernbereich gibt es neben modellspezifischen auch nationale Varianten: Handlungsfähigkeit (Schweiz), Handlungsperformanz (Österreich), Betätigungsperformanz (Deutschland).

Die Vielfalt der Begrifflichkeiten zeigt zweierlei:
▶ Die Arbeit an und mit Begriffen, sei es in der Modellentwicklung oder in der Übersetzungsarbeit, erfolgt bisher in kleinen Gruppen, die sich noch nicht ausgetauscht und die es sich noch nicht zur Aufgabe gemacht haben, die Begriffe zu vereinheitlichen. Eine solche Arbeit kann im Rahmen dieses Buches nicht geleistet und auch nicht erzwungen werden.
▶ Die deutschsprachige Ergotherapie steht noch ganz am Anfang ihrer Theoriearbeit, denn Arbeit an Begriffen ist Theoriearbeit.

Kapitel 2 führt in die Thematik der konzeptionellen Modelle ein. Ulrike Marotzki fasst thesenartig zusammen, was Modelle sein wollen und was sie nicht sind. Ein wesentliches Merkmal ergotherapeutischer Modelle sieht die Autorin darin, dass sie sich bemühen, den komplexen Gegenstand der Ergotherapie mit seinen verschiedenen Ebenen darzustellen. Außerdem tragen Praxismodelle zur Professionalisierung der Berufsgruppe bei. Um mit Vermutungen bzw. falschen Erwartungen an ergotherapeutische Modelle aufzuräumen, beschreibt die Autorin in drei Punkten, was Modelle nicht sind:

Sie ersetzen nicht medizinisches Fachwissen und die Anwendung von Behandlungsansätzen.
Ihnen kann nicht pauschal universelle Gültigkeit zugesprochen werden.
Sie sind nichts prinzipiell Neues.

In **Kapitel 3** wird das Fallbeispiel „Frau Schmidt" in der Fassung vorgestellt, wie es den Autorinnen und Autoren der folgenden vier Beiträge zur Bearbeitung und Modellanwendung vorgelegt wurde.

In **Kapitel 4** stellen Marie-Theres Nieuwesteeg und Mario Somazzi das **Bieler Modell** vor, an dessen Entwicklung für die schulische Ausbildung sie maßgeblich beteiligt waren. Menschliches Handeln wird in diesem Modell als Ergebnis der Interaktion von Individuum und Umwelt verstanden. Von entscheidender Bedeutung sind dabei handlungstheoretische Konzeptionen von Hacker, von Cranach, Leontjew und Lewin. Zusätzlich werden Verbindungen zu internationalen und ergotherapierelevanten Definitionen und zu Modellen aus dem englischen Sprachraum hergestellt.

Diese Bezüge tragen gemeinsam zum theoretischen Bezugsrahmen des Bieler Modells, zu seinem Handlungsbegriff und zu seinem Verständnis menschlicher Handlungsfähigkeit bei. Das Herzstück des Modells bilden die **Verhaltensgrundformen:**

Haltung/Fortbewegung,
Umgang mit Gegenständen und
soziale Interaktion.

Sie entstehen und verändern sich im Einflussbereich lebensbereichsbezogener und personaler Handlungsbedingungen. Entsprechend bilden die Verhaltensgrundformen den Hauptansatzpunkt für die ergotherapeutische Diagnostik – von Autorin und Autor **Erfassung** genannt – und für die ergotherapeutischen Interventionen.

Im Bezug auf das Fallbeispiel wird das Modell auf zweierlei Art genutzt:
▶ als Ordnungssystem für die Daten, die zur Patientengeschichte vorliegen, und
▶ zur Identifizierung fehlender, aber für die ergotherapeutische Planung relevanter Informationen.

Fehlende Informationen über Defizite und Ressourcen Frau Schmidts werden hypothetisch angenommen und ergänzt. Auf dieser Grundlage wird ein Behandlungsplan erstellt.

In **Kapitel 5** nähert sich Roman Weigl mit dem **Occupational Performance Model (Australia) (OPMA)** der Patientengeschichte Frau Schmidts. Der Autor gehört zu der Gruppe österreichischer Kolleginnen und Kollegen, die das OPMA in den deutschen Sprachraum eingeführt hat. Da das Modell noch nicht sehr bekannt ist, werden eingangs Entstehungsgeschichte und Aufbau vorgestellt. Wie beim Bieler Modell steht zu Beginn der Entwicklungsgeschichte des OPMA die Forderung nach einer umfassenden und systematischen ergotherapeutischen Ausbildung. Das Ziel der modellbasierten Ergotherapie besteht laut OPMA darin, für die Klientin bzw. den Klienten eine zufrieden stellende **Handlungsperformanz** herzustellen.

Anhand einer grafischen Darstellung wird der Aufbau des OPMA erläutert. Es wird maßgeblich durch die Unterscheidung von acht **Konstrukten** bestimmt:
- Handlungsperformanz,
- Handlungsrollen,
- Bereiche der Handlungsperformanz,
- Komponenten der Handlungsperformanz,
- Kernelemente der Handlungsperformanz,
- externe Umwelt,
- Raum und
- Zeit.

In der Modellanwendung auf den Fall wird wie beim Bieler Modell ein Weg gewählt, der von der Diagnose „Demenz" und der damit verbundenen Prognose ausgeht: bleibender Verlust bzw. nicht wieder voll herstellbare individuelle Handlungsfähigkeit. Wie die Autorinnen der folgenden Kapitel wählt auch Weigl einen Zugang zur Lebenssituation der Klientin, der auf Verstehen basiert. Er versucht sich quasi in Frau Schmidts Situation zu versetzen, um sinngebende ergotherapeutische Vorschläge zu entwickeln. Der Beitrag macht deutlich, welche vielfältigen Fördermöglichkeiten sich mit dem OPMA für Frau Schmidt entwickeln lassen, indem der Therapeut anstrebt, die externe Umwelt zu verändern und die noch verbliebenen Handlungsfähigkeiten zu erhalten.

Zu Beginn von **Kapitel 6** bietet Christiane Mentrup, die Hauptvertreterin des **Model of Human Occupation (MOHO)** in Deutschland, eine knappe theoretische Einführung in das Modell. Sie stellt die Modellkomponenten vor, die menschliches Handeln ermöglichen und erklären:
- die Subsysteme Volition, Habituation und Performanz und
- die Umwelt.

Anschließend werden die in der Patientengeschichte enthaltenen Daten ausführlich analysiert und kritisch auf ihre Übereinstimmung hinterfragt. Die Autorin verlagert den Fokus der Analyse weg von einer medizinischen Sichtweise, die für die Behandlungsplanung von einem prognostischen Wert der Diagnose ausgeht. Stattdessen rückt sie die ergotherapeutische Sichtweise ins Blickfeld, die im Rahmen von MOHO die **individuelle Betätigungsfunktion** in den Mittelpunkt stellt. Diese Verschiebung lässt deutlich werden, dass die vorgegebenen Daten viele Fragen aufwerfen.

Im Rahmen der Modellanwendung sucht Mentrup nach weiteren Informationen, die das Bild der **Betätigungsperformanz** Frau Schmidts runder erscheinen lassen. Zur Analyse der Daten nutzt sie Leitfragen und orientiert sich in ihrem Vorgehen systematisch an den Subsystemen des Modells. Anders als in den Analysen und Therapieansätzen nach dem Bieler Modell und dem Occupational Performance Model (Australia) wird die Diagnose „Demenz" hier aufgrund der widersprüchlichen Informationslage in Frage gestellt. Die Diagnose und die damit verbundene Prognose haben weder für die weitere Informationssammlung noch für die Therapieplanung weitergehende Bedeutung. Ihre Ansatzpunkte sucht und findet die Autorin schwerpunktmäßig in den verdeckten, behinderten bzw. blockierten und biographisch angelegten Betätigungsfunktionen und -kompetenzen Frau Schmidts.

In **Kapitel 7** stellt Angela Harth Theorie und Anwendung des **Canadian Model of Occupational Performance (CMOP)** vor. Angela Harth ist Mitglied des Teams, das die lizenzierte deutsche Fassung des **Canadian Occupational Performance Measure (COPM)**, des Messinstrumentes des genannten Modells, erarbeitet hat. Harth erläutert die Entwicklung des Modells und seines Assessments und macht damit deutlich, dass beide aus einem über 30 Jahre dauernden Qualitätssicherungsprogramm der kanadischen Ergotherapie hervorgingen.

Zu den **Kernelementen** des CMOP gehören:
▶ die Klientenzentriertheit,
▶ die Occupation und
▶ die Occupational Performance.

Darüber hinaus stellt die Autorin auch das COPM und dessen Durchführung vor.

Die Anwendung des Modells auf die ergotherapeutische Arbeit mit Frau Schmidt erfolgt anhand der sieben Ergotherapieprozess-Schritte, wie sie von Modell und Assessment unter dem Namen **Occupational Performance Process** vorgeschlagen werden. Eingangs unterzieht Harth die anamnestischen Daten bzw. die Biographie Frau Schmidts einer eingehenden Analyse nach vertrauten Betätigungen in den verschiedenen Lebensbereichen. Über die verschiedenen Schritte wird der behutsame und nach allen Seiten offene Behandlungsprozess deutlich. Der Blick gilt auch der Zusammenarbeit auf Station, der Arbeitsorganisation, dem Stellenplan und der Gestaltung der räumlichen Gegebenheiten.

Der äußerst aufwendige klientenzentrierte Prozess macht die ethische Problemstellung deutlich, wie sich mit einer Klientin, die ihre Wünsche nicht einfach in Worte fassen kann, ein Therapieziel definieren lässt. Der Beitrag endet mit Überlegungen zu möglichen ergotherapeutischen Forschungsfragen, die in jedem ergotherapeutischen Arbeitskontext gestellt und untersucht werden könnten.

Das abschließende **Kapitel 8** wird von Roman Weigl mit der provokanten Frage eingeleitet, ob ergotherapeutische Modelle den praktizierenden Ergotherapeutinnen und Ergotherapeuten eher als Keks oder als Krokodil erscheinen. Ausgehend von Fragen, die sich aus der Lektüre des Buchs ergeben, geht der Autor zu einer Situationsanalyse der deutschsprachigen Ergotherapie über. Er beschreibt die verschiedenen Beiträge, die die Modelle zur Professionalisierung des Berufsbildes leisten.

Weigl bringt auch die Kehrseiten eines derartigen Prozesses zur Sprache. So besteht beispielsweise die Gefahr, dass die Verbindung zwischen Theorie und Praxis der Ergotherapie aufgebrochen wird. Der Beitrag schließt mit einem Ausblick in die Zukunft der Profession, für die sich der Autor den Ausbau forscherischer Aktivitäten wünscht.

1.5 Literatur

CAOT (Hrsg) (1997) Enabling Occupation: An Occupational Therapy Perspective. CAOT, Ottawa

Chapparo C, Ranka J (Hrsg) (1997) OPM Occupational Performance Model (Australia). Occupational Performance Network, Lidcombe

Crist P, Brasic Royeen C (1997) Infusing Occupation into Practice: Comparison of Three Clinical Approaches in Occupational Therapy. American Occupational Therapy Association, Bethesda, USA

Dehnhardt B (1993) „Conceptual Foundation of OT" – der neue Grundgedanke in Kielhofners Theorie. Ergotherapie und Rehabilitation 5: 425–428

Götsch K (1993) „Occupational Therapy". Die Entwicklung in den Vereinigten Staaten. Ergotherapie und Rehabilitation 5: 422–424

Hagedorn R (1997) Foundation for Practice in Occupational Therapy. Churchill Livingstone, Edinburgh London New York. Deutsche Übersetzung von Dehnhardt B (2000) Ergotherapie – Theorien und Modelle. Die Praxis begründen. Thieme, Stuttgart

Kielhofner G (1995) A Model of Human Occupation. Theory and Application, 2nd ed. Williams & Wilkins, Baltimore. Deutsche Ausgabe: Kielhofner G, Marotzki U, Mentrup C (erscheint 2001) MOHO – Model of Human Occupation. Rehabilitation und Prävention 51. Springer, Berlin Heidelberg New York Tokyo

Kielhofner G, Mentrup C, Niehaus A (1999) Das Model of Human Occupation (MOHO): Eine Übersicht zu den grundlegenden Konzepten und zur Anwendung. In: Jerosch-Herold C, Marotzki U, Hack BM, Weber P (Hrsg) Konzeptionelle Modelle für die ergotherapeutische Praxis. Rehabilitation und Prävention 49. Springer, Berlin Heidelberg New York Tokyo, S 49–82

Law M, Polatajko H, Carswell A, McColl MA, Pollock N, Baptiste S (1999) Das Kanadische Modell der Occupational Performance und das Canadian Occupational Performance Measure. In: Jerosch-Herold C, Marotzki U, Hack BM, Weber P (Hrsg) Konzeptionelle Modelle für die ergotherapeutische Praxis. Rehabilitation und Prävention 49. Springer, Berlin Heidelberg New York Tokyo, S 156–174

Sumsion T (Hrsg) (1999) Client-Centred Practice in Occupational Therapy. A Guide to Implementation. Churchill Livingstone, Edinburgh London New York

2 Was Praxismodelle der Ergotherapie sind und was sie nicht sind

ULRIKE MAROTZKI

Inhaltsverzeichnis

2.1 Was sind ergotherapeutische Praxismodelle? 12
2.1.1 Sie repräsentieren einen ergotherapeutischen Gegenstandsbereich 12
2.1.2 Sie liefern Beiträge zur Professionalisierung des Berufes 14

2.2 Was sind ergotherapeutische Praxismodelle *nicht*? 15
2.2.1 Sie sind kein Ersatz für medizinisches Wissen und „klassische" Behandlungsansätze 15
2.2.2 Sie sind nicht kulturunabhängig 16
2.2.3 Sie sind nichts prinzipiell Neues 17

2.3 Literatur 18

2.1
Was sind ergotherapeutische Praxismodelle?

2.1.1
Sie repräsentieren einen ergotherapeutischen Gegenstandsbereich

Beachte ▶ Praxismodelle der Ergotherapie liefern – in je eigener Weise – ein Konzept dessen, wofür sich die Ergotherapie als Beruf zuständig erklärt. Sie verstehen sich als Repräsentationen eines ergotherapeutischen Gegenstandsbereichs.

Doch was ist der Gegenstand der Ergotherapie? Die Modelle sagen, dass im Mittelpunkt der ergotherapeutischen Arbeit **der tätige Mensch** steht, genauer, seine Möglichkeiten und Beeinträchtigungen bei der Performanz von Betätigungen (vgl. Kielhofner 1995; CAOT 1997; Chapparo u. Ranka 1997). Das Bieler Modell spricht hier von Handlungsfähigkeit (vgl. Nieuwesteeg u. Somazzi hier im Buch, S. 29 ff). Die Fähigkeit, Betätigungen durchzuführen, wird nicht als rein personenabhängig gesehen, sondern als Ergebnis des Zusammenspiels der Komponenten[1]
- ▶ Person,
- ▶ Betätigung und
- ▶ Umwelt bzw. Lebensbereiche.

Praxismodelle gehen davon aus, dass bei der Ausführung einer konkreten Aktivität alle drei Komponenten in je spezifischer Weise gleichzeitig beteiligt sind. Die konzentrierte und systematische Beschreibung dieses mehrschichtigen ergotherapeutischen Gegenstandes erfolgt in Form theoretischer Konzepte bzw. Konstrukte, die im Model of Human Occupation auch Subsysteme genannt werden. Sie ermöglichen es der Anwenderin und dem Anwender, Teilaspekte des Handlungsproblems genau zu beschreiben und Hypothesen zum individuellen Problemzusammenhang zu entwickeln.

Jede **ergotherapeutische Ausbildung** hat seit jeher zum Ziel, Schülerinnen und Schülern ein breites theoretisches und praktisches Wissen zu den ergotherapeutischen Aufgabengebieten zu vermitteln. Dies geschieht seit langem über einen ganzen Fächerkanon, dessen theoretische Anteile häufig von Vertretern der jeweiligen Bezugsdisziplinen vermittelt wird: von Ärzten, Psychologen, Pädagogen, Soziologen. Berufsvertreterinnen und -vertreter führen in Behandlungsverfahren ein. Die wachsende Zahl spezifischer Behandlungsansätze[2] verstärkt den Druck, eine für Ausbildung und Beruf wirklich wichtige Auswahl zu treffen.

Dass zwei der Praxismodelle, die in diesem Buch dargestellt sind, in Ausbildungszusammenhängen entwickelt wurden, ist kein Zufall, sondern spiegelt die Suche nach einem Ausweg aus der Informationsflut wider: Das Bieler Modell und das Occupational Performance Model (Australia) entstammen einem schu-

---

[1] Die Bezeichnung der Komponenten und ihrer Teilaspekte ist in den Praxismodellen nicht einheitlich. Hier machen wir den Versuch, für die Bezeichnungen einen gemeinsamen Nenner zu finden.

[2] Siehe Fußnote 1 im ersten Kapitel.

lischen bzw. universitären Kontext. Ihren Begründerinnen und Begründern ging es darum, das Wissen aus den verschiedenen Disziplinen schon während der ergotherapeutischen Ausbildung besser zu konzentrieren und in eine übergeordnete berufsspezifische Systematik einzufügen. So entstanden neue Entwürfe zu einer vermittelbaren Ordnung des Ganzen der Ergotherapie im Verhältnis zu ihren Teilen.

Leitperspektive: Klientenzentrierung, Lebensqualität

Von welcher Seite soll nun dieser komplexe ergotherapeutische Gegenstand betrachtet werden? Wie lautet die Leitperspektive, die von den Praxismodellen vorgeschlagen wird?

Jede ergotherapeutische Behandlung strebt ein Ziel an, das über ihren Erfolg entscheidet: die Integration der kranken oder behinderten Person in eine ihr vertraute, individuell bedeutungsvolle Umwelt. Hierfür ist es notwendig, dass man sich ein genaues Bild vom tätigen Leben der entsprechenden Person macht, sich quasi in sie hineinversetzt.

Dieses Ziel hat v.a. in den Praxismodellen, die aus den englischsprachigen Ländern kommen, oberste Priorität. Dies bedeutet, dass diese Praxismodelle **den individuellen, sozialen und kulturellen Bedeutungen** der Betätigungen für den einzelnen Klienten besondere Aufmerksamkeit widmen. Die Modelle rücken verstärkt die soziale Konstruktion von Betätigungen, z.B. **Rollen, Gewohnheiten, Traditionen,** und die **Kultur** der Person in den Blick, sofern sie für deren aktives Leben von Bedeutung sind.

Es mag provokativ klingen: Vor allem im Canadian Model of Occupational Performance und im Model of Occupational Performance (Australia) werden die „körpernahsten" den „körperfernsten" Zielen ausdrücklich nachgeordnet. „Körpernahe Ziele" meint die für die Ergotherapeutin bzw. den Ergotherapeuten häufig offensichtlichsten Ziele, z.B. das Verbessern der sensiblen, motorischen, perzeptiven Funktionen, der selbständige Transfer vom Bett zum Rollstuhl, der vielleicht perfektioniert werden könnte. „Körperferne Ziele" sind dagegen die Ziele, die für die Therapeutin und den Therapeuten nur **indirekt** über den Austausch mit dem Patienten und seinem Umfeld erfahrbar sind, z.B. Rollen, Gewohnheiten, Lebensstil, Interessen.

Die genannten Praxismodelle gewinnen ihre Klientenzentrierung dadurch, dass mit ihnen ergotherapeutische Ziele v.a. **aus der Sicht des Klienten** festgelegt werden. Er entscheidet, was seine Integration in die ihm vertraute, individuell bedeutungsvolle Umwelt am meisten fördert. Dies können, müssen aber nicht automatisch die Ziele sein, die vielleicht aus medizinischer Perspektive ins Auge springen. Die konsequente Orientierung an den Zielen des Klienten erfordert von Ergotherapeutinnen und Ergotherapeuten eine hohe Professionalität: Flexibilität und Kunstfertigkeit im therapeutischen Vorgehen, die Fähigkeit, ethisch abzuwägen, und ein sensibles Gespür beim Aushandeln von Therapiezielen.

Vorgehens- und Praxishilfen für Ergotherapeuten

Beachte ▶ Ergotherapeutische Praxismodelle bieten neben der Theorie in Form von Konzepten und Konstrukten auch praktische Hilfestellung für die modellbasierte Arbeit.

Da Praxismodelle davon ausgehen, dass an der Ausführung von Aktivitäten die Komponenten **Person, Betätigung und Umwelt gleichberechtigt** beteiligt sind, stehen drei Aufgaben im Vordergrund:
- ▶ Für ein vollständiges Bild der Lebenssituation und der Problematik des Patienten müssen umfangreiche Daten zu den drei Komponenten gesammelt werden.
- ▶ Aus den Daten muss ein ergotherapeutischer Problemzusammenhang umrissen und benannt werden.
- ▶ Gemeinsam mit dem Klienten und dem Team ist zu überlegen, welche Problemstellung bearbeitbar ist bzw. was in der Therapie gemeinsam verändert werden soll.

Schließlich bieten die Person, die Betätigung und die Umwelt mögliche Ausgangspunkte für Veränderungsprozesse im Rahmen der Therapie. Weil der Prozess der Datenerhebung, Therapieplanung, -steuerung und -evaluation so aufwendig ist, wird er durch **Leitlinien** und **Assessments** (Befunderhebungsinstrumente und Fragebögen, siehe unten) unterstützt. Das Model of Human Occupation (MOHO) bietet zusätzlich Anleitungen zur Entwicklung gezielter ergotherapeutischer Behandlungsprogramme (vgl. Olson u. Kielhofner 1998).

2.1.2 Sie liefern Beiträge zur Professionalisierung des Berufes

Beachte ▶ Praxismodelle leisten einen entscheidenden Beitrag zu einer **übergreifenden Systematisierung** von Wissensbereichen, die für die Ergotherapie von Bedeutung sind.

Der Beruf der Ergotherapie hat seinen Methodenkanon länderübergreifend und über Jahrzehnte hinweg innerhalb verschiedener Fachrichtungen der Medizin entwickelt und spezialisiert.

Vor allem in den USA beklagten in den Siebzigerjahren Berufsvertreter die einseitige Orientierung an der Medizin und betonten die Notwendigkeit eines übergreifenden Verständnisses von Beruf und Gegenstand (Kielhofner u. Burke 1977; Shannon 1977). Wenig später wurden erste Praxismodelle veröffentlicht (Kielhofner u. Burke 1980; Reed u. Sanderson 1980).

Auch die schon erwähnte Entwicklung ergotherapeutischer Modelle zur **Gestaltung von Ausbildungsplänen** geschah aus dem Bedürfnis heraus, einer Diffusion des Berufsbildes entgegenzuwirken und eine Systematik zu entwickeln, die in erster Linie ergotherapeutisch ausgerichtet war. Sie sollte einerseits Lerninhalte für die theoretische Ausbildung ordnen und andererseits dazu dienen, den Lernenden die Befundaufnahme in der praktischen Ausbildung zu vermitteln.

Konzeptionelle Modelle machen v. a. deutlich, dass im ergotherapeutischen Behandlungsprozess immer mehrere Problemebenen gleichzeitig berücksichtigt werden müssen. Es gilt also, professionell und systematisch einen komplexen Problemlösungsprozess zu entfalten. Zu diesem Zweck wurden auf der Grundlage der theoretischen Konstrukte der Praxismodelle **Befunderhebungsinstrumente und Fragebögen (Assessments)** entwickelt. Denn zu wissen, wie z. B. „Lebensrollen", „Interessen", „Occupational Performance" zu definieren sind, deckt nur eine von zwei entscheidenden Aspekten ab. Der andere Aspekt besteht darin, die Patientinnen und Patienten systematisch zu befragen und dann auch bewerten zu können, welche Bedeutung das Befragungsergebnis für den weiteren Behandlungsverlauf hat. Systematische Studien, mit denen sich überprüfen lässt, ob diese Erhebungsinstrumente allgemeinen Gütekriterien (Zuverlässigkeit, Gültigkeit, Objektivität) standhalten, liegen bisher jedoch nur vereinzelt vor.[3]

Als Beitrag zur Professionalisierung kann zudem die **Fachterminologie** gewertet werden, die im Rahmen der Modelle entwickelt wurde. Allerdings besteht hier noch das große Problem, dass jedes Modell seine eigenen Begrifflichkeiten hat.

Auch für die Entwicklung **ergotherapiespezifischer Dokumentationssysteme** bilden Praxismodelle eine gute Basis. Zudem ist noch zu erwähnen, dass die Auseinandersetzung mit Praxismodellen ein weites Feld an **Forschungsfragen** eröffnet, die im Rahmen kleiner und größerer **Forschungsprojekte** bearbeitet werden können.

2.2 Was sind ergotherapeutische Praxismodelle *nicht*?

2.2.1 Sie sind kein Ersatz für medizinisches Wissen und „klassische" Behandlungsansätze

Vor allem die angloamerikanischen Praxismodelle betonen die individuelle, soziale und gesellschaftliche Konstruktion von Betätigungen sowie die Klientenzentrierung. Dadurch mag der Eindruck entstehen, dass medizinisches Fachwissen und Behandlungsansätze, die in der Ergotherapie seit langem erfolgreich praktiziert werden, an Bedeutung verlieren. Diesem Missverständnis soll hier mit Nachdruck begegnet werden.

Beachte ▶ Praxismodelle können und wollen medizinisches Fachwissen und Behandlungsansätze nicht ersetzen. Es geht vielmehr darum, modell- und methodenbasiertes Wissen in der Praxis sinnvoll zu integrieren und zu kombinieren.

Gerade in den Akutbereichen klinischer Versorgung fallen die Zielsetzungen modell- und methodengeleiteten Vorgehens häufig zusammen, denn dort geht es meist darum, die körperlichen und umweltmäßigen Ausgangsbedingungen für ein selbstbestimmtes Handeln überhaupt erst zu schaffen. Zudem verfolgen Patienten häufig auch weit

---

[3] Vergleiche hierzu die Ausführungen zum COPM bei Law et al. (1999, S. 169–172).

über ein akutes Krankheitsstadium hinaus das Ziel, ihre körperliche und geistige Funktionsfähigkeit in verschiedenen Lebensbereichen zu verbessern oder wieder herzustellen. Hier können Praxismodelle abklären helfen, was für den Patienten am wichtigsten ist bzw. womit in der gemeinsamen Arbeit angefangen werden soll. Auf dieser Grundlage kann dann mit einem bestimmten Therapieansatz gezielt weitergearbeitet werden.

Medizinisches Wissen und Methodenwissen einerseits und modellbasiertes Arbeiten andererseits ergänzen sich gegenseitig. Doch kann die modellbasierte Arbeit vor allem in kritischen Fällen und bei Vorliegen einer vielschichtigen Problematik eine große Unterstützung und Orientierungshilfe darstellen, so z. B.

- bei Menschen mit chronischen Erkrankungen und Mehrfachdiagnosen,
- bei Verläufen, wo eine Besserung kaum zu erwarten und der Abbau der Handlungsmöglichkeiten wahrscheinlich ist, und
- im Kontext ambulanter und aufsuchender Dienste, wo mehrere und konkurrierende Interessen einer oder mehrerer Personen zu berücksichtigen sind, z. B. am Arbeitsplatz oder in der Familie.

2.2.2
Sie sind nicht kulturunabhängig

In gewissem Sinne lässt sich sagen, dass die Grundbedingungen für das menschliche Handeln, die in die Modelle Eingang gefunden haben, kulturübergreifend gültig sind. Niemand wird widersprechen, dass Betätigungsperformanz ein menschliches Bedürfnis ist und aus einem dynamischen Zusammenspiel von Person, Betätigung und Umwelt resultiert. Diese Bedingungen für das menschliche Handeln werden von allen Modellen aufgegriffen – unabhängig von ihrer kulturellen Herkunft.

Und doch sind die Modelle durchaus **kulturspezifisch**. Aber das Spezielle liegt im Detail. So baut beispielsweise das Bieler Modell besonders auf handlungspsychologischen Grundlagen auf, die im deutschsprachigen Raum entwickelt wurden. Aus dieser theoretischen Auseinandersetzung geht z. B. der „Umgang mit Gegenständen" als eine der Verhaltensgrundformen in das Bieler Modell ein (vgl. S. 34 f). In den englischsprachigen Modellen hingegen wird der Gegenstandsbezug nicht extra konzeptionell gefasst; dafür bildet hier das Rollenkonzept einen überaus wichtigen Bestandteil. Dieser Aspekt wird wiederum im Bieler Modell nicht gesondert hervorgehoben.

Beachte ▶ Die Modelle sind deshalb unterschiedlich konstruiert, weil sie jeweils an ihre kultureigene Theorietradition anknüpfen – entweder an die europäische oder an die angloamerikanische.

Die Rollentheorie wurde allerdings seit den Sechzigerjahren auch von der deutschsprachigen Soziologie übernommen und hat im deutschsprachigen Bereich längst Eingang in die Alltagssprache des Normalbürgers gefunden. Da Ergotherapeutinnen und Ergotherapeuten das Rollenkonzept aus dem Alltag und ihrer Ausbildung kennen, haben sie auch keine Probleme damit, im Rahmen der angloamerikanischen Modelle damit zu arbeiten.

Kulturspezifische Vorstellungen tauchen aber auch auf einer anderen Ebene der Modelle auf: dort, wo **konkretes Alltagshandeln in den Erhebungsinstrumenten erfasst und eingeordnet** wird. Wenn also angloamerikanische Modelle im europäischen Umfeld angewendet werden, so muss dies vorsichtig und mit Gespür für die eigenen kulturellen Gegebenheiten geschehen. Kulturspezifische Adaptionen werden notwendig.

2.2.3
Sie sind nichts prinzipiell Neues

Eine modellhafte Vorstellung davon, wie ein zufrieden stellendes und gesundes tätiges Leben für einen Klienten oder Patienten aussehen kann und wie dies im Einzelfall zu erreichen ist, entwickelt jede Ergotherapeutin und jeder Ergotherapeut auf Grund ihrer bzw. seiner Erfahrungen auch ohne ein explizit ausgearbeitetes Praxismodell zu kennen.

Erfahrene Berufsangehörige mit eigenständigem Kompetenzbereich, d.h. Kolleginnen und Kollegen, die selbständig ihre Ziele setzen und ihre Vorgehensweisen entwickeln können, werden in Praxismodellen überwiegend wieder erkennen, was ihnen aus ihrer Arbeit vertraut ist, was sie allerdings selten in Worte gefasst haben.

Beachte ▶ Praxismodelle bringen sozusagen das „Verborgene" der ergotherapeutischen Praxis in eine sprachliche Form.

Während sich z.B. ein Patient mit einer Halbseitenlähmung in der Ergotherapie ganz offensichtlich bemüht, sich wieder alleine anzuziehen, beschäftigt er sich gleichzeitig – meist unausgesprochen – mit seinem Schicksal, seiner Krankheitserfahrung und seiner Zukunftsperspektive. Mit anderen Worten: Indem er die Funktionen der Bewegungskoordination, Kraftanwendung und der Wahrnehmung der verschiedenen Aspekte des Handlungsablaufes beim Anziehen erlernt, leistet er gleichzeitig ein Stück Identitätsarbeit unter Anleitung der Ergotherapeutin bzw. des Ergotherapeuten. Die Ergotherapeutin bzw. der Ergotherapeut müssen diese verschiedenen simultanen Prozesse wiederum während der Behandlung im Blick haben, um erfolgreiche Arbeit zu leisten.

Es sind diese verborgenen Prozesse, die von Praxismodellen zur Sprache gebracht werden. Die Aspekte der Funktionswiederherstellung und der individuellen Sinngebung durch Betätigungen werden in Praxismodellen auf begrifflicher Ebene als sinnvolle und erklärbare Einheit konstruiert und in den Behandlungsprozessleitlinien entsprechend berücksichtigt.

Auch ohne die Kenntnis ergotherapeutischer Praxismodelle läuft in der Praxis erfahrener Kolleginnen und Kollegen das Verstehen der verschiedenen Dimensionen, die sich hinter der beobachtbaren Betätigung verbergen, quasi im Hintergrund als feines Sensorium immer mit. Es befähigt sie, das Richtige zu planen und im richtigen Moment das Richtige zu tun oder zu lassen, sodass auch an der Oberfläche der konkreten Betätigungsperformanz ein Therapieerfolg sichtbar und beschreibbar wird. Allerdings zeigt sich häufig, dass die Denk- und Entscheidungsprozesse auf der Grundlage eines persönlichen, d. h. über Berufserfahrungen erworbenen, Modells (vgl. Hagedorn 2000, S. 53) auch von Expertinnen und Experten schwer vermittelbar sind.

Konzeptionelle Modelle der Ergotherapie versuchen, die differenzierten Wahrnehmungsebenen von Berufsexpertinnen und -experten zu systematisieren, begrifflich transparent zu machen, nachzubilden und auf eine theoretische Grundlage zu stellen. Das Begriffsinstrumentarium, das von Praxismodellen geliefert wird, ermöglicht es Ergotherapeutinnen und Ergotherapeuten, die Gestalt des ergotherapeutischen Problemverständnisses für sich selbst zu klären und gegenüber den Klienten und anderen Berufsgruppen besser kommunizierbar zu machen.

Fest steht: Praxiserfahrung im Umgang mit Patienten ist durch kein theoretisches Studium und Begriffsrepertoire ersetzbar. Konzeptionelle Modelle der Ergotherapie können aber Lernprozesse unterstützen und die Aufmerksamkeit steuern, wenn es darum geht, ein persönliches Modell zu entwickeln, das auf den eigenen Erfahrungen gründet. Denn sie bieten Begriffe für Ebenen ergotherapeutischer Arbeit, die in der Entwicklung des Berufes sprachlich bisher wenig erfasst sind. Damit bieten konzeptionelle Modelle dem lernenden und sich fortbildenden Berufsmitglied eine Anleitung für den Umgang mit dem komplexen Gegenstand der menschlichen Betätigung.

2.3 Literatur

CAOT (ed) (1997) Enabling Occupation: An Occupational Therapy Perspective. CAOT, Ottawa

Chapparo C, Ranka J (Hrsg) (1997) OPM Occupational Performance Model (Australia). Occupational Performance Network, Lidcombe

Hagedorn R (2000) Ergotherapie – Theorien und Modelle. Die Praxis begründen. Deutsche Übersetzung von Dehnhardt B., Thieme, Stuttgart

Kielhofner G, Burke JP (1977) Occupational Therapy After 60 Years: An Account of Changing Identity and Knowledge. American Journal of Occupational Therapy 31/10:675–689

Kielhofner G, Burke JP (1980) A Model of Human Occupation (Part I: Conceptual Framework and Content). American Journal of Occupational Therapy 34: 675–689

Kielhofner G (1995) A Model of Human Occupation. Theory and Application, 2nd ed. Williams & Wilkins, Baltimore. Deutsche Ausgabe: Kielhofner G, Marotzki U, Mentrup C (erscheint 2001) MOHO – Model of Human Occupation. Rehabilitation und Prävention 51. Springer, Berlin Heidelberg New York Tokyo

Law M, Polatajko H, Carswell A, McColl M-A, Pollock N, Baptiste S (1999) Das Kanadische Modell der Occupational Performance und das Canadian Occupational Performance Measure. In: Jerosch-Herold C, Marotzki U, Hack BM, Weber P (Hrsg) Konzeptionelle Modelle für die ergotherapeutische Praxis. Rehabilitation und Prävention 49. Springer, Berlin Heidelberg New York Tokyo, S 156–174

Olson L, Kielhofner G (1998) Work Readiness: Day Treatment for Persons with Chronic Diabilities. University of Illinois, Chicago

Reed KL, Sanderson SR (1980) Concepts of Occupational Therapy. 1st ed. Williams & Wilkins, Baltimore

Shannon P (1977) The derailment of occupational therapy. American Journal of Occupational Therapy 31/4: 229–234

3 Das Fallbeispiel: Frau Schmidt (83), Bewohnerin eines Pflegeheims

ULRIKE MAROTZKI

Inhaltsverzeichnis

- **3.1** Die Einrichtung bzw. der Lebensort Frau Schmidts   22
- **3.2** Die Mitarbeiter des Alten- und Pflegeheims   23
- **3.3** Das ergotherapeutische Abteilungsangebot   23
- **3.4** Informationen über Frau Schmidt   23
- **3.4.1** Stationsakte   23
- **3.4.2** Sozialbericht   24
- **3.4.3** Gesprächsinformationen zur Heimaufnahme und zur gegenwärtigen Situation   25
- **3.4.4** Bisherige ergotherapeutische Behandlung Frau Schmidts   26

In diesem Kapitel wird das Fallbeispiel vorgestellt, das die Autorinnen und Autoren der Kapitel 4 bis 7 als Grundlage für ihren jeweiligen modellbasierten Ansatz verwendeten. Sie sollten sich in die Situation versetzen, in der hier beschriebenen Einrichtung als Ergotherapeutin bzw. Ergotherapeut zu arbeiten und von einer Kollegin namens Töpfer die Behandlung einer Heimbewohnerin zu übernehmen.

Wie bei jedem Behandlungsbeginn sind auch in diesem Fall zuerst nur bruchstückhafte und zum Teil widersprüchliche Informationen über die Bewohnerin vorhanden. Im Rahmen der Befunderhebung sollen dann modellbasiert weitere Informationen erhoben und das Bild der Klientin und ihrer Lebenssituation vervollständigt werden.

Das Fallbeispiel ist an einen realen Fall angelehnt, allerdings sind alle Angaben zu Personen und Orten geändert, sodass ein Wiedererkennen nicht möglich ist.

3.1 Die Einrichtung bzw. der Lebensort Frau Schmidts

Ort der Fallstudie ist ein städtisches Alten- und Pflegeheim in einer westdeutschen Großstadt. Das Heim hat ca. 300 Plätze, die sich auf 5 Bereiche aufteilen.

▶ Im Bereich **stationäre Pflege** wohnen alte Menschen in Ein- bis Zweibettzimmern, die von den Bewohnern selbst eingerichtet werden können. Die Versorgung und Pflege wird von der Station geleistet.

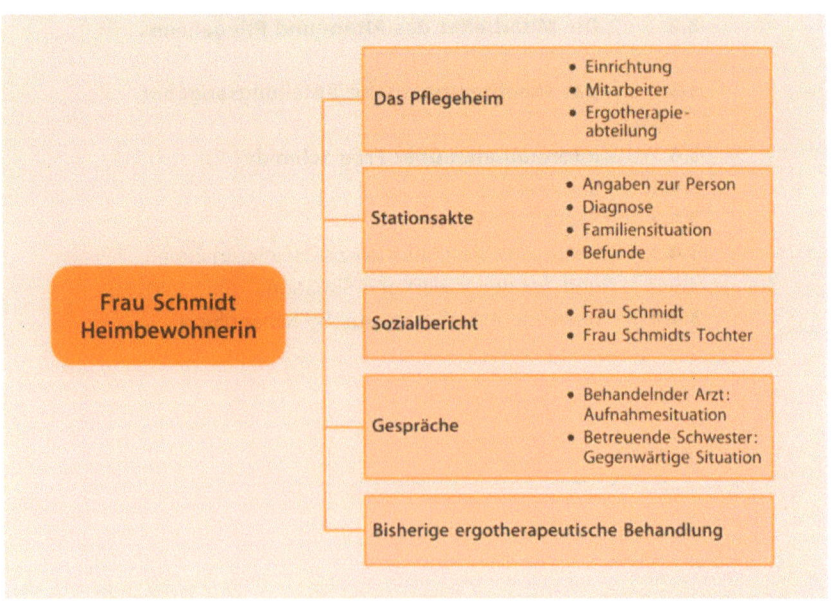

Abb. 3.1 Das Fallbeispiel

- Der Bereich der **ambulanten Pflege** richtet sich auf kleine Wohneinheiten, in denen die Bewohner Teilbereiche im Haushalt noch selbständig regeln und nur geringe pflegende und versorgende Unterstützung benötigen.
- Die Station für **Schwerstpflegebedürftige** ist personell und räumlich speziell eingerichtet.
- Zudem gibt es einen Bereich für **Kurzzeitpflege.**
- Schließlich gibt es eine **Dementenstation**, die das Zuhause von Frau Schmidt bildet.

Hinzu kommt der **Therapiebereich** als selbständige Funktionseinheit. Er ist in einem Extrahaus untergebracht. Hier befindet sich auch die Ergotherapie mit ihrem 40 qm großen Multifunktionsraum.

Die Gebäude des Heimes liegen auf einem Park ähnlichen Gelände am Stadtrand. Ca. 10 Gehminuten vom Heim entfernt gibt es einige Geschäfte und ein Café. Eine Bushaltestelle befindet sich direkt am Haupteingang des Heimes.

3.2
Die Mitarbeiter des Alten- und Pflegeheims

Neben den Schwestern und Pflegern, die je nach Pflegeaufwand in unterschiedlicher Personalstärke auf den Stationen arbeiten, gibt es zwei Ärzte, einen Masseur, eine Logopädin, eine Sozialarbeiterin, eine Physiotherapeutin und eine Ergotherapeutin. Einige der Mitarbeiter arbeiten als Teilzeitkräfte. Einmal wöchentlich kommt auch eine Musiktherapeutin für ein spezielles Angebot in das Heim.

Für das therapeutische Team findet eine wöchentliche Besprechung statt, an der jedoch selten Schwestern von den Stationen teilnehmen. Der Austausch der therapeutischen Mitarbeiter mit dem Pflegepersonal auf den Stationen erfolgt überwiegend zwischen „Tür und Angel", d.h. informell, und wenn sich eine Gelegenheit dafür bietet.

3.3
Das ergotherapeutische Abteilungsangebot

Die Ergotherapie findet zu gleichen Anteilen auf den Stationen und in der Abteilung statt. Schwerpunktmäßig wird die Schwerstpflegestation versorgt (ADL, Hilfsmitteltraining etc.). Im Raum der Ergotherapie werden kleine Gruppen und Einzeltherapien durchgeführt. Zu den ergotherapeutischen Angeboten gehören z.B.: Training der motorischen und sensorischen Fähigkeiten, der räumlichen und zeitlichen Orientierung, Hirnleistungstraining, Förderung des Sozialverhaltens, handwerkliche Techniken.

Zweimal wöchentlich wird eine Dementengruppe im Aufenthaltsraum der entsprechenden Station angeboten.

3.4
Informationen über Frau Schmidt

3.4.1

Die folgenden bruchstückhaften Informationen über Frau Schmidt sind bereits erhoben worden und für die übernehmende Kollegin/den Kollegen verfügbar.

- **Angaben zur Person:** Frau Schmidt ist 83 Jahre alt und wohnt seit 2 Jahren in einem Einzelzimmer auf der Dementenstation des Pflegeheimes.
- **Derzeitige familiäre Situation:** Frau Schmidt ist seit 23 Jahren verwitwet. Ihre 46-jährige Tochter ist verheiratet und hat einen 24-jährigen Sohn. Über weitere Familienangehörige ist nichts bekannt. Frau Schmidt erhält keine Besuche.
- **Diagnose/Pflegestufe:** Senile Demenzentwicklung nach chronischem Alkoholismus, DD Alzheimer, Schwerhörigkeit, Pflegestufe 3.
- **Medizinischer Befund bei Heimaufnahme:** Wach, bewusstseinsklar, Kurzzeitgedächtnis stark reduziert, Langzeitgedächtnis lückenhaft, situativ und zur Person ausreichend orientiert, örtlich und zeitlich nicht orientiert, abgeschwächte Konzentrationsfähigkeit, im Antrieb eher gesteigert, kein Anhalt für produktive Symptomatik, keine Suizidalität, keine körperlichen Einschränkungen.

3.4.2
Sozialbericht

Die folgenden Angaben zur Lebensgeschichte wurden von der Sozialarbeiterin für einen Sozialbericht erhoben. Die Informationen stammen aus kurzen Gesprächen mit Frau Schmidt über einen Zeitraum von 3 Wochen. Weitere Angaben wurden in einem Gespräch mit der Tochter direkt bei der Heimaufnahme Frau Schmidts schriftlich festgehalten.

Frau Schmidt ist in Ostpreußen mit zwei älteren Geschwistern auf einem Bauernhof aufgewachsen. Näheres dazu ist nicht bekannt. Ihren Mann hat sie nach eigenen Aussagen 1945 auf der Flucht kennen gelernt und ist mit ihm in die westdeutsche Großstadt gezogen. Hier brachte sie in den Nachkriegsjahren ihre Tochter zur Welt. Ihr Mann, von Beruf ursprünglich Schmied, sei zuerst verschiedenen Gelegenheitsjobs nachgegangen, bis er eine feste Anstellung als Garagenwächter in einem großen Parkhaus bekommen habe. Man habe sehr sparsam leben müssen, da jede Mark in den Bau eines kleinen Häuschens am Stadtrand geflossen sei, in das die Familie Anfang der Sechzigerjahre einzog.

Frau Schmidt war Hausfrau und habe immer dann, wenn das Geld besonders knapp war, als Putzfrau gearbeitet. Sie sei für die Kindererziehung, den Haushalt und den Garten zuständig gewesen, während ihr Mann viel am Haus gebastelt habe.

Nachdem die Tochter mit ihrem 20. Geburtstag ausgezogen war und auch finanziell auf eigenen Füßen stand, habe Frau Schmidt mit ihrem Mann in den Siebzigerjahren einige Reisen in die USA zu einer entfernt verwandten Tante unternommen. Auch nachdem ihr Mann 1976 starb, sei Frau Schmidt dort noch zweimal alleine hingefahren. Das Haus habe sie fortan alleine bewohnt. Nur die Tochter sei einmal mit dem Enkel für sechs Monate zu ihr gezogen, bis sie dann zu ihrem Freund und späteren Mann in die Nachbarschaft umgezogen sei.

Dazu, dass und wie ihr Haus abgebrannt ist, macht Frau Schmidt keine Angaben. Sie könne sich an nichts erinnern. Das Thema scheint ihr sehr unangenehm zu sein. Auf Nachfragen zum Verhältnis zu ihrer Tochter in den letzten Jahren bricht Frau Schmidt in Tränen aus.

Die **Tochter** berichtet, dass die Beziehung zu ihrer Mutter nie besonders gut gewesen sei, möchte sich dazu aber nicht näher äußern. Seit Mitte der Achtzigerjahre habe sie einen zunehmenden Alkoholkonsum bei der Mutter festgestellt.

Nachdem die Mutter es aufgegeben habe, gelegentlich an Kaffee- und Verkaufsfahrten teilzunehmen, manchmal verwirrt in der Nachbarschaft aufgefunden wurde und sogar Herdplatten nicht ausgestellt habe, hätten sie und ihr Mann sich zunehmend über die Wohnsituation der Mutter beunruhigt. Als Tochter habe sie immer mehr versorgende Aufgaben für die Mutter übernommen, da diese immer vergesslicher geworden sei. Sie habe die Mutter auf die schwieriger werdende Wohnsituation aber nicht ansprechen können. Grundlegende Veränderungen habe die Mutter nicht für notwendig gehalten. Es sei für die Tochter aber sichtbar gewesen, dass die Mutter allein in dem Haus immer weniger zurechtkam.

Als Tochter mache sie sich jetzt Vorwürfe, dass sie nicht schon früher energisch eingegriffen und für eine Heimunterkunft gesorgt habe. Das Abbrennen des Hauses, wozu es aus ihrer Sicht unter Alkoholeinfluss gekommen sei, stellte für ihr Empfinden nur den Endpunkt einer absehbaren Entwicklung dar.

3.4.3
Gesprächsinformationen zur Heimaufnahme und zur gegenwärtigen Situation

Der **behandelnde Arzt** gibt folgende Informationen zur Heimaufnahme Frau Schmidts:

Frau Schmidt habe sich mit Zustand nach Rauchvergiftung freiwillig in ein Allgemeines Krankenhaus einliefern lassen. Weil sie stark verwirrt war, wurde sie auf eine gerontopsychiatrische Abteilung verlegt und kam von dort aus in das Pflegeheim auf die Dementenstation. In der Zwischenzeit sei ein rechtliches Betreuungsverhältnis eingerichtet worden, in dessen Rahmen dieser Schritt eingeleitet wurde.

Frau Schmidt wurde durch ihren Nachbarn aus dem brennenden Haus gerettet. Die Gründe für den Brand seien nie geklärt worden. Für die Annahme der Tochter, dass bei der Mutter eine Alkoholabhängigkeit vorliege und übermäßiger Alkoholkonsum auch mit zum Unglück beigetragen habe, seien keine eindeutigen Hinweise gefunden worden. Weder hätten sich Entzugserscheinungen eingestellt, noch sei jemals ein auffälliger Umgang mit Alkoholika oder Medikamenten bei Frau Schmidt auf Station beobachtet worden.

Eine **betreuende Schwester** der Station berichtet aus dem tagtäglichen Umgang mit der Heimbewohnerin:

Frau Schmidt lebe in ihrer Wohngruppe sehr zurückgezogen und spreche kaum mit anderen Besuchern. Sie reagiere jedoch auf direkte Ansprache. Oft mache sie einen depressiven Eindruck. Nachts sei sie manchmal sehr unruhig. Dann sehe sie fremde Männer am Fenster oder unter dem Bett. Nachdem sie sich vergewissert habe, dass die Nachtschwester aufpasst, beruhige sie sich und gehe wieder ins Bett. Am Tag döse sie meistens auf dem Bett liegend oder im Sessel sitzend vor sich hin.

Frau Schmidt habe keine besonderen Interessen oder Hobbys. Sie interessiere sich aber für den Betten- und Wäschewagen und für die Nachtschränke ihrer Mitbewohner. Sie sei ständig auf der Suche nach brauchbaren Gegenständen, bediene sich dann ohne zu fragen und horte alles in ihrer Tasche.

Fragt man sie, wie es ihr gehe, vermittle sie meistens den Eindruck, dass alles in Ordnung sei und es ihr gut gehe. Bei Versuchen, ihr Zusammenhänge zu ihrer jetzigen Situation zu erklären, sei sie jedoch überfordert. Sie reagiere gereizt oder breche das Gespräch einfach ab, indem sie weggehe. Mit der Tatsache, dass sie nun im Heim lebt, habe sich Frau Schmidt noch nicht abgefunden.

3.4.4
Bisherige ergotherapeutische Behandlung Frau Schmidts

▶ **Ergotherapie:** 1-mal wöchentlich Dementengruppe, 2-mal 1 Std. Einzeltherapie.
▶ **Schwerpunkte der bisherigen Behandlung:** geistige Aktivierung, Verbesserung der räumlichen und zeitlichen Orientierung, Kontaktförderung.

Die **Ergotherapeutin** berichtet über die bisherigen Erfahrungen mit Frau Schmidt in der Dementengruppe und in der Einzeltherapie:

Die Ergotherapeutin Frau Töpfer lernte Frau Schmidt in der Dementengruppe kennen. Frau Schmidt sei eine kleine bewegliche und in sich gekehrte Person mit wachen Augen, die immer ihre Handtasche dabei habe und je nach Stimmung direkt vor ihre Brust presse oder auf den Schoß lege.

In der Dementengruppe nehme sie an den gemeinsamen Übungen und Aktivitäten wie Singen, Bewegungsspielen etc. teil, ohne sich jedoch besonders zu engagieren. Möglicherweise stehe dies in Verbindung mit ihrer Schwerhörigkeit. Auf direkte Ansprache reagiere sie jedoch sehr positiv, was Frau Töpfer dazu veranlasst habe, sie vor 6 Monaten in die Einzeltherapie zu nehmen.

Frau Schmidt sei zu Beginn sehr skeptisch und zurückhaltend gewesen. Sie komme inzwischen aber ganz gerne in die Ergotherapie. Im Therapieraum habe Frau Schmidt zu Anfang immer erst einmal teils aus Skepsis, teils aus Neugierde in die Schränke geschaut und die verschiedenen Materialien befühlt. Ein Orientierungstraining mit Frau Schmidt habe dazu geführt, dass sie in Begleitung alleine zu ihrer Station zurückfinde.

In der Ergotherapie habe Frau Schmidt im letzten Monat ein Seidentuch hergestellt, weil ihr das Material so gut gefiel. Gerade in kurzen Gesprächen, zu denen sich Frau Töpfer mit Frau Schmidt nach dem Seidenmalen zusammensetzt, werde deutlich, dass Unsicherheiten und Erinnerungslücken von Frau Schmidt überspielt oder bagatellisiert werden. Frau Schmidt sei durch andere Personen und Nebengeräusche sehr ablenkbar. Sie gehe nach der Ergotherapie nicht gerne zurück auf die Station.

4 Das Bieler Modell

Marie-Theres Nieuwesteeg, Mario Somazzi

Inhaltsverzeichnis

4.1 **Theoretischer Teil** **30**
4.1.1 Handeln in der Ergotherapie: Zum Begriff der Handlungsfähigkeit **30**
4.1.2 Handlungsbedingungen **33**
4.1.3 Verhaltensgrundformen **34**
4.1.4 Grundfunktionen **35**
4.1.5 Physische und psychische Voraussetzungen **37**
4.1.6 Lebensbereiche **37**
4.1.7 Materielle, soziale und kulturelle Voraussetzungen **39**

4.2 **Fallbeispiel Frau Schmidt** **40**
4.2.1 Die Erfassung **40**
4.2.2 Die Planung **46**

4.3 **Ausblick** **52**

4.4 **Literatur** **52**

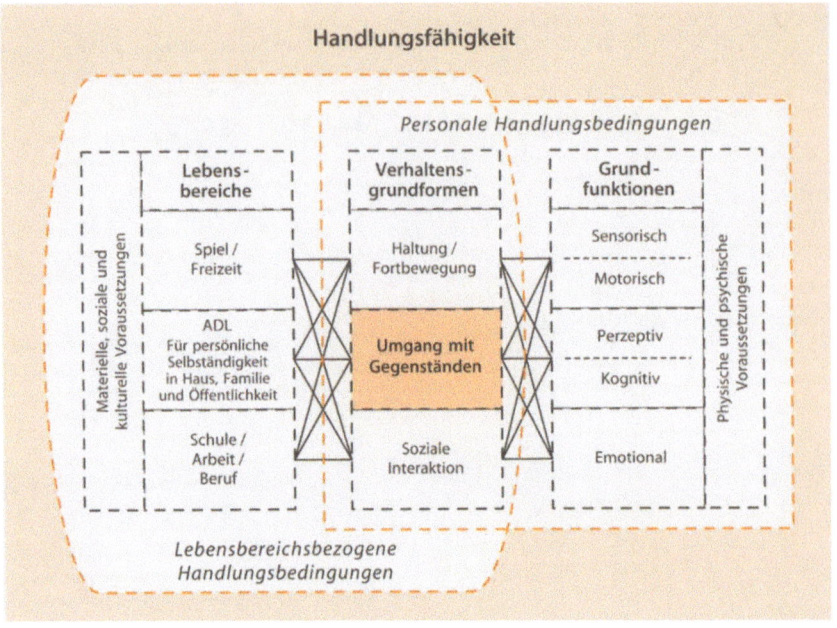

Abb. 4.1 Das Bieler Modell

4.1 Theoretischer Teil

Das Bieler Modell wurde an der Schule für Ergotherapie Biel von einem Autorenteam[1] entwickelt. Es handelt sich um ein Arbeitsinstrument, das es erleichtert, die Vielfalt ergotherapeutischer Problemstellungen und Maßnahmen zu erfassen, in die Praxis umzusetzen und die eigene therapeutische Arbeit zu evaluieren.

Das Modell bewährt sich seit einem Jahrzehnt in der Grundausbildung von Ergotherapeutinnen und Ergotherapeuten. Es bietet Grundlagen zur theoretischen Fundierung der Ergotherapie und zur Entwicklung qualitätssichernder Maßnahmen. Abb. 4.1 zeigt das Modell im Überblick.

4.1.1 Handeln in der Ergotherapie: Zum Begriff der Handlungsfähigkeit

Das Ziel von Handlungstheorien besteht darin, menschliches Handeln in seinen physischen und psychischen Dimensionen zu verstehen und darzustellen. Die Schule für Ergotherapie Biel nutzte handlungstheoretische Modelle als Denkmodelle, um ergotherapeutische Arbeit theoretisch zu fundieren.

---

[1] Autorenteam des Bieler Modelles: H. Béguin, S. Dreier, S. Hansmann, M. Nieuwesteeg, U. Mosthaf, H. Schüpbach, M. Somazzi, V. Fatzer, G. Versümer.

Beachte ▶ Handlungstheorien sind ein Teilgebiet der Arbeitspsychologie. Sie versuchen, äußeres, sichtbares Verhalten und die entsprechenden inneren kognitiven und teilweise auch emotionalen Vorgänge (Wahrnehmungs-, Denk- und Erlebnisvorgänge) zu erfassen, zu analysieren und darzustellen.

Beachte ▶ In den Handlungstheorien werden die Aktivitäten als **Handlungen** bezeichnet, mit denen Menschen **zielgerichtet** und **bewusst** auf ihre Umwelt einwirken. Die **Handlungsfähigkeit** eines Menschen wird durch die personalen Möglichkeiten und durch die jeweils konkreten Umweltgegebenheiten bestimmt.

Während Forscher wie Lewin (1969), Leontjev (1987) und Hacker (1986) vor allem die Zusammenhänge zwischen Kognitionen und Handlungen untersuchten, versuchen in jüngerer Zeit Handlungstheoretiker wie Volpert (1983) vermehrt auch emotionale Prozesse in die Modelle einzuarbeiten. Von Cranach (1980) bezieht soziale Prozesse und Interaktionen in die Handlungstheorien ein.

Bisher sind die meisten Ergotherapie-Modelle im angelsächsischen Sprachraum entwickelt worden (Kielhofner, Kanadisches Modell CMOP, Australisches Modell). Der in diesen Modellen verwendete Begriff **„Occupation"** ist schwer zu übersetzen; in Deutschland wird er häufig mit „Betätigung" wiedergegeben (vgl. Jerosch-Herold et al. 1999; Hagedorn 2000). Ausgehend von den Handlungstheorien sprechen wir im Bieler Modell von der **Handlungsfähigkeit** des Menschen, vom **Handeln** und von **Handlungen**. Verschiedene Handlungstheoretiker unterscheiden zwischen Handlungen und Tätigkeiten (Hacker 1986). Im Bieler Modell treffen wir diese Unterscheidung nicht.

Menschliches Handeln wird durch verschiedene Faktoren charakterisiert (Volpert 1980; Schüpbach 1995):

▶ **Handlungen sind zielgerichtet und bewusst.**
Handeln setzt voraus, dass in der Vorstellung ein möglicher Zielzustand entwickelt werden kann. Handlungsziele sind realitätsbezogen, wenn sie die eigenen personalen Möglichkeiten und die konkreten Umweltbedingungen berücksichtigen. Bei Handlungen gibt es unterschiedliche Grade an Bewusstheit von einer insgesamt geplanten und kontrollierten Handlung bis hin zu automatisch ablaufenden Routine- oder Gewohnheitshandlungen.

▶ **Handlungen sind motiviert.**
Handlungen können persönlich, sozial oder sachlich motiviert sein. Bei allen Motiven für Handlungen ist die subjektive wie auch die kulturspezifische Sinnorientierung von zentraler Bedeutung.

▶ **Handlungen sind strukturiert.**
Handlungen umfassen einen Aufbau mit einem Handlungsplan, einen Ablauf und einen Abschluss. Handlungen werden auf das bewusste Ziel hin gesteuert und reguliert. Die Handlungsergebnisse werden bewertet. Viele Handlungsabläufe können

unterbrochen, wieder aufgenommen oder ggf. abgebrochen werden.
▶ **Handlungen sind selbst-, mit- oder fremdbestimmt.**
Handlungen können selbst-, mit- oder fremdbestimmt sein. Bei der Mitbestimmung gibt es graduelle Kombinationen zwischen Selbst- und Fremdbestimmung. Fremdbestimmte Handlungen können Aufgabenstellungen, Anweisungen und Aufträge sein.
▶ **Handlungen gestalten Umwelt und Person.**
Durch Handeln gestalten Menschen ihre Umwelt. Handlungen beeinflussen aber auch den Menschen, der handelt. Mit anderen Worten: Handeln gestaltet den Handelnden. In den verschiedenen Lebensbereichen treffen Menschen auf ein breites Angebot an Handlungsmöglichkeiten, aber auch auf Handlungserwartungen (siehe Abschn. 4.1.6, S. 37 f.).
▶ **Die Handlungsfähigkeit eines Menschen entwickelt und verändert sich im Laufe des Lebens.**
Im Verlauf der Sozialisation und Individuation werden einfachste Handlungsmuster des Kleinkindes ausdifferenziert und zu komplexeren Einheiten gruppiert. Strukturen, Formen, Reichweite und Wirkungen von Handlungen verändern sich im Leben des einzelnen Individuums. Handlungen werden zunehmend differenzierter und durch Wiederholung flüssiger und variationsreicher. Bei alten Menschen kann beobachtet werden, dass Handlungen aber auch „auf das Nötigste beschränkt" werden und sogar zerfallen können.

Handeln lernen wir vor allem durch Handeln in realen Situationen oder zumindest durch Probehandeln in realitätsnahen Lernsituationen. Die psychischen Strukturen zum Handeln entstehen vor allem beim Kind durch das Handeln selbst und dadurch, dass das Handeln als Denkhandeln verinnerlicht wird (Piaget 1971). Modell-Lernen (Bandura 1973) kann diesen Lernprozess unterstützen.
▶ **Krankheit und Behinderung, aber auch Über- und Unterforderungen aus der Umwelt erschweren/beeinträchtigen die Handlungsfähigkeit eines Menschen.**
Die Handlungsfähigkeit eines Menschen kann durch Krankheiten und/oder Behinderung graduell unterschiedlich erschwert werden. Aber auch zu hohe oder zu niedrige Umweltanforderungen bzw. -erwartungen können die Handlungsfähigkeit eines Menschen beeinträchtigen. Werden Menschen durch Umweltbedingungen in ihrer Handlungsfähigkeit eingeschränkt (z. B. als Arbeitslose, Gefangene), kann es zu physischen und psychischen Veränderungen, zu Verlust oder Verminderung von Fähigkeiten und zur Auflösung von Gewohnheiten und zeitlichen Strukturen kommen.

Handlungsfähigkeit als Leitziel in der Ergotherapie

Die Beeinflussung der Handlungsfähigkeit von Patienten wird als **Leitziel der Ergotherapie** umschrieben:

The professionally qualified occupational therapist involves the patients in activities designed to promote the restoration and maximum use of function with the aim of helping such people to meet the demands of their working, social, personal, and domestic environment, and to participate in life in its fullest sense. (Recommended Minimum Standards for the education of occupational therapists WFOT 1993).

Auch die schweizerischen Arbeitsmaterialien zum Projekt Ergotherapie/Aktivierungstherapie formulieren Handlungsfähigkeit als Leitziel:

Ziel der Ergotherapie ist es, in Zusammenarbeit mit anderen Berufsgruppen der Krankheit und Behinderung entgegenzuwirken und den Patienten im Erhalten und Erreichen seiner Handlungsfähigkeit in persönlichen, sozialen und beruflichen Lebensbereichen zu unterstützen (Verband Schweizerischer Ergotherapeuten 1982).

Handeln als therapeutisches Mittel

Ergotherapie setzt **Aktivitäten als therapeutisches Mittel** ein. Das Grundkonzept der Ergotherapie geht von folgenden Annahmen aus:
- Tätigsein ist ein menschliches Grundbedürfnis.
- Die Vorbereitung und Ausführung ausgewählter und angepasster Handlungen, die Reflexion dieser Handlungen und die Bewertung der Handlungsergebnisse können therapeutische Wirkungen haben.

In der Ergotherapie
- unterstützt der Therapeut/die Therapeutin den Patienten dabei, Möglichkeiten zur **Umweltbewältigung** zu entwickeln, und
- versucht zudem, je nach Bedarf, die **Umweltgegebenheiten** den jeweils konkreten Möglichkeiten des Patienten **anzupassen**.

4.1.2 Handlungsbedingungen

Die Handlungsfähigkeit eines Menschen wird durch die personalen und die lebensbereichsbezogenen Handlungsbedingungen bestimmt:
- Unter den **personalen** Handlungsbedingungen verstehen wir die individuellen Möglichkeiten und Schwierigkeiten eines Menschen zu handeln.
- Unter den **lebensbereichsbezogenen** Handlungsbedingungen verstehen wir die situativen Anforderungen und die Möglichkeiten in Form von Handlungsangeboten aus der Umwelt.

Beachte ▶ In allen Bereichen des Bieler Modells werden immer Möglichkeiten und Schwierigkeiten eines Menschen beschrieben. Wir gehen davon aus, dass Menschen trotz Krankheit, Behinderung oder Alter immer noch Handlungsmöglichkeiten haben, die es im Sinne offen gebliebener Möglichkeiten wahrzunehmen gilt.

In der Grafik des Bieler Modells (Abb. 4.2) sind die personalen und lebensbereichsbezogenen Handlungsbedingungen so dargestellt, dass sie sich überschneiden. Dieser Schnittfläche ordnen wir die Verhaltensgrundformen zu.

4.1.3 Verhaltensgrundformen

Verhaltensgrundformen (siehe Abb. 4.2) sind im Bieler Modell sichtbare, d.h. der Selbst- und der Fremdbeobachtung zugängliche Verhaltensweisen, die sowohl von der Umwelt geprägt als auch vom Individuum her bestimmt sind. Sie sind also immer sowohl durch lebensbereichsbezogene situative Anforderungen und Möglichkeiten als auch durch individuumsspezifische personale Möglichkeiten und Schwierigkeiten beeinflusst. Zu den Verhaltensgrundformen gehören für uns die Bereiche **Haltung/Fortbewegung, Umgang mit Gegenständen** und **soziale Interaktion**.

Alle Bereiche werden verstanden als Interaktionen zwischen Individuum und Umwelt:

▶ **Haltung/Fortbewegung** als Interaktion des Individuums mit Raum und Schwerkraft,
▶ **Umgang mit Gegenständen** als Interaktion des Individuums mit der gegenständlichen Umwelt und
▶ **soziale Interaktion** als Interaktion des Individuums mit der sozialen Umwelt.

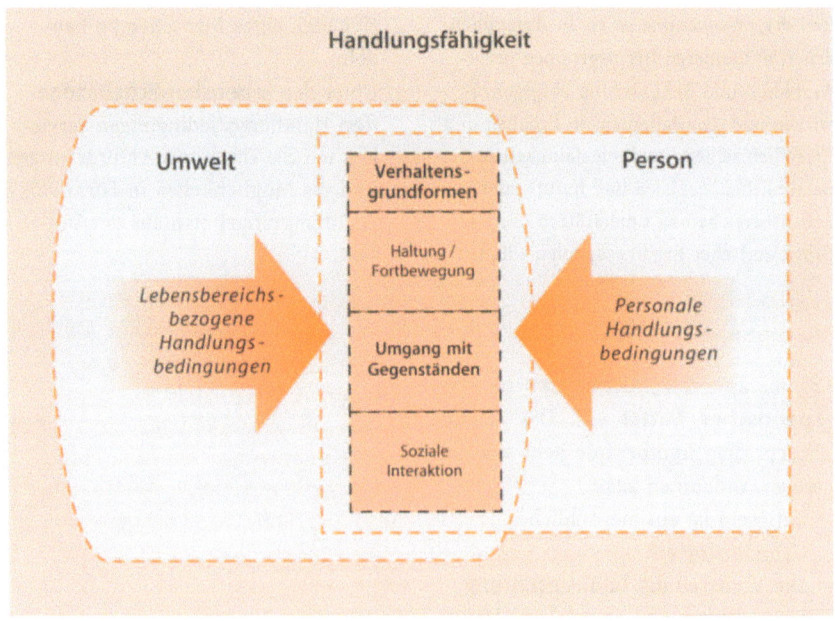

Abb. 4.2 Personale und lebensbereichsbezogene Handlungsbedingungen

Handlungen bestehen immer aus Komponenten von Haltung/Fortbewegung, Umgang mit Gegenständen und sozialen Interaktionen.

Haltung/Fortbewegung

Unter Haltung verstehen wir die Haltung des menschlichen Körpers im gegenständlichen Raum in Abhängigkeit von der Schwerkraft und der Fähigkeit zu Haltungswechsel und Haltungsanpassung. Fortbewegung dient der Ortsveränderung des Körpers im Raum.

Umgang mit Gegenständen

Kern des ergotherapeutischen Auftrages ist gemäß dem Bieler Modell der Umgang mit Gegenständen in Raum und Zeit, das Handeln mit konkret Gegenständlichem im weitesten Sinn, auch mit lebenden Körpern, einschließlich dem eigenen.

Soziale Interaktion

Individuumsspezifische Möglichkeiten und Schwierigkeiten werden u. a. bestimmt durch
- die sozialen Fähigkeiten einer Person (z. B. Einfühlungsvermögen, Kommunikations- und Kooperationsfähigkeit, das Wissen um gültige und verbindliche soziale Werte, um Normen und Regeln sowie um ihre angemessene Berücksichtigung im Handeln),
- die sozialen Fertigkeiten (z. B. Begrüßungen, Kontaktaufnahmen) und
- soziale Haltungen und Einstellungen (z. B. Kommunikations- und Kooperationsbereitschaft, Angebot und Annahme sozialer Unterstützung).

4.1.4
Grundfunktionen

Die Grundfunktionen (Abb. 4.3) sind für uns Konstrukte, d. h. hypothetische Annahmen über nicht unmittelbar beobachtbare Strukturen und Prozesse.

Das Konzept der Grundfunktionen bietet eine Zusammenstellung und Zuordnung von **Einzelfunktionen** in folgenden Bereichen:
- im sensorisch-motorischen,
- im perzeptiv-kognitiven und
- im emotionalen Bereich.

Die Funktionen sind untereinander vernetzt und stehen in enger Wechselbeziehung zueinander. Isoliert sind sie eigentlich nicht erfassbar.

Das konkrete Verhalten eines Menschen wird vor allem in seinen Verhaltensgrundformen sichtbar: in seiner Haltung/Fortbewegung, seinem Umgang mit Gegenständen und seinen sozialen Interaktionen. Die Verhaltensgrundformen lassen Rückschlüsse auf die Grundfunktionen zu. Zwischen Verhaltensgrundformen und Grundfunktionen besteht eine enge Wechselbeziehung. Es ist nicht möglich, das eine ohne das andere zu erfassen und zu beeinflussen.

Sensorisch-motorische Grundfunktionen

- Unter **sensorischen** Grundfunktionen verstehen wir die Aufnahme von Daten über die Rezeptoren der Sinnesorgane.
- Unter **motorischen** Grundfunktionen verstehen wir die vom Körper ausgeführten Bewegungen mit ihren mobilen und statischen Komponenten.

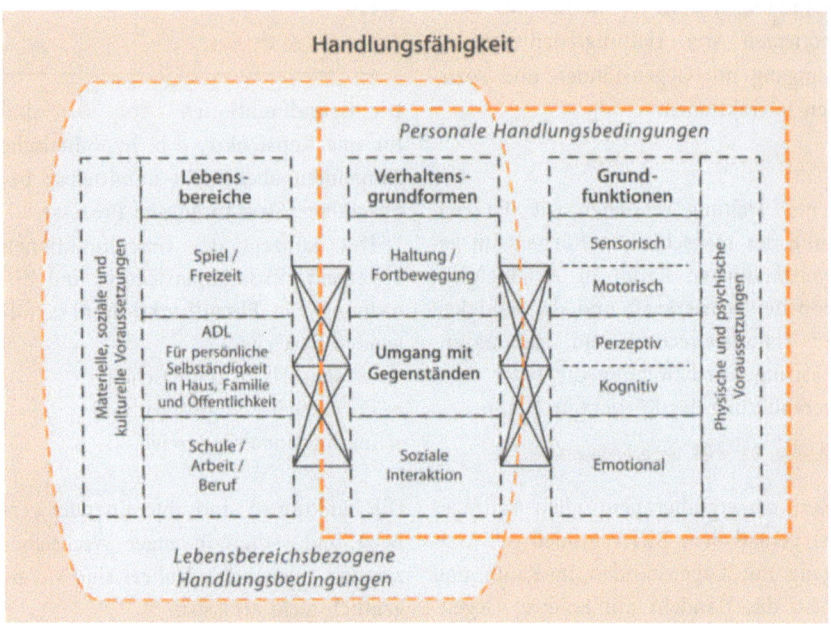

Abb. 4.3 Die personalen Handlungsbedingungen (Grundfunktionen und physische und psychische Voraussetzungen)

Perzeptiv-kognitive Grundfunktionen

▶ Unter **perzeptiven** Grundfunktionen verstehen wir die Auswahl von Informationen aus den Daten, die über die Rezeptoren der Sinnesorgane aufgenommen werden (z. B. bestimmte Signale und Merkmale).

▶ Unter **kognitiven** Grundfunktionen verstehen wir die Formen der Informationsverarbeitung der Daten, die über die Sinnesorgane aufgenommen werden (z. B. Identifikationen, Strukturierungen, Analysen, Synthesen, Evaluationen).

Emotionale Grundfunktionen

Emotionale Grundfunktionen sind Funktionen, die mit dem Gefühlserleben und den entsprechenden Reaktionen verbunden sind. Emotionen lassen sich nach Intensität, Qualität und zeitlichem Ablauf unterscheiden:

▶ Unter **Affekten** verstehen wir einen intensiven, unmittelbaren, in der Regel kürzer dauernden Gefühlsausdruck und entsprechende Reaktionen.

▶ Mit **Stimmung** bezeichnen wir einen andauernden, stark gefühlsgetönten Zustand.

4.1.5
Physische und psychische Voraussetzungen

Psychische Voraussetzungen

Unter physischen Voraussetzungen (siehe **Abb. 4.3**) verstehen wir
- biologische Voraussetzungen/Gegebenheiten wie Geschlecht, Hautfarbe und Alter,
- konstitutionelle Voraussetzungen wie Größe, Gewicht, Längenverhältnisse des Körpers,
- konditionelle Voraussetzungen wie Kreislaufgegebenheiten, Atmung,
- Kraft und Ausdauer und physiologische Zustände und Abläufe.

Psychische Voraussetzungen

Unter psychischen Voraussetzungen (siehe **Abb. 4.3**) verstehen wir je nach psychologischem Modell Faktoren wie psychische Dispositionen, Persönlichkeitsstruktur, Begabungsstruktur und Biographie.

Beachte ▶ Die Leistungen eines Menschen in den Verhaltensgrundformen werden maßgeblich durch die Möglichkeiten und Schwierigkeiten in den Grundfunktionen sowie durch die physischen und psychischen Voraussetzungen beeinflusst. Die Handlungsfähigkeit eines Menschen wird aber nicht allein durch die personalen Bedingungen bestimmt (siehe **Abb. 4.3**), sondern auch durch die lebensbereichsbezogenen Bedingungen, d. h. durch die Möglichkeiten und Anforderungen in den verschiedenen Lebensbereichen, in denen ein Mensch lebt, sowie durch die materiellen, sozialen und kulturellen Voraussetzungen (siehe **Abb. 4.4**).

4.1.6
Lebensbereiche

Menschen handeln in vielfältiger Weise in verschiedenen Lebensbereichen. In unserem Kulturkreis werden **drei Lebensbereiche** unterschieden (**Abb. 4.4**):
- Aktivitäten des täglichen Lebens (persönliche Selbständigkeit in Haus, Lebensgemeinschaft und Öffentlichkeit),
- Beruf bzw. Schule/Ausbildung und
- Freizeit/Spiel.

Die verschiedenen Lebensbereiche werden durch die jeweilige materielle, soziale und kulturelle Umwelt sehr stark geprägt.

Eine Person trifft in allen Lebensbereichen auf ein Angebot an bestimmten **Handlungsformen**. Handlungsformen sind an Regeln gebundene zielgerichtete Handlungssequenzen, die bestimmte kulturell erwünschte oder geforderte Verhaltensweisen ermöglichen oder verlangen (Kielhofner 1995; Kielhofner et al. 2001). Handlungsformen bieten einer Person Möglichkeiten zur Bewältigung und Gestaltung der Umwelt.

Handlungsformen werden von einer Person übernommen und in der Regel im Rahmen einer kulturell erlaubten Bandbreite ausgeübt. Die Erwartungen der sozialen Umwelt an eine Person, dass sie bestimmte Handlungsformen in bestimmten Situationen in einer bestimmten Art ausführen soll, kann aber auf einen Menschen auch großen Druck ausüben (Kielhofner 1995; Kielhofner et al. 2001).

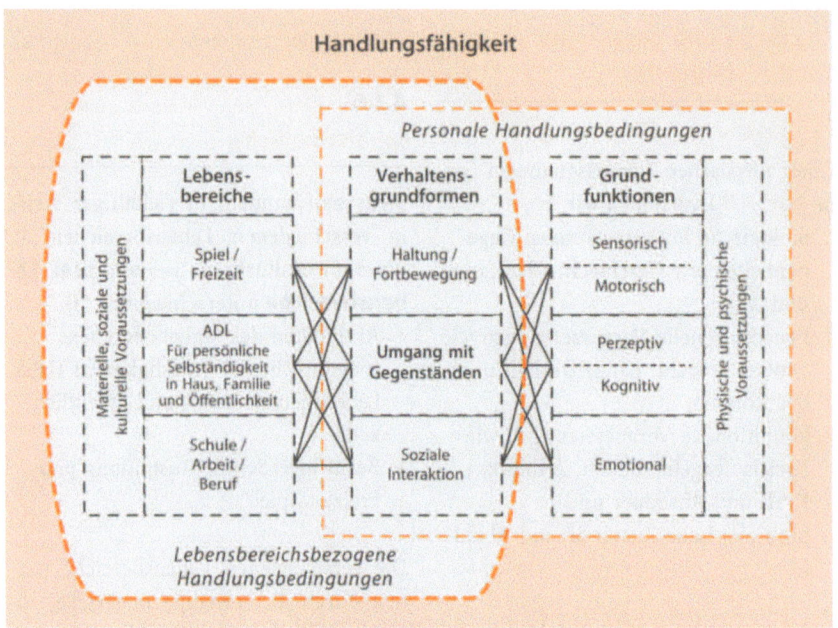

Abb. 4.4 Die lebensbereichsbezogenen Handlungsbedingungen

Aktivitäten des täglichen Lebens (ADL)

Der Bereich „Aktivitäten des täglichen Lebens" beschreibt Handlungsformen, die der Selbstversorgung und/oder der Versorgung Dritter dienen. Er umfasst alltägliche Handlungsformen im Haus und in der Öffentlichkeit. Menschen verfügen in der Regel über **Wahlmöglichkeiten**, wann, wo, in welchem Umfang und wie oft sie Aktivitäten des täglichen Lebens ausführen.

Im Allgemeinen sind die Handlungsformen des täglichen Lebens an einen häuslichen Rahmen gebunden. Sie entwickeln sich im Laufe des Lebens von einfachen Teilhandlungen hin zu differenzierteren und komplexeren Handlungsformen.

Aktivitäten des täglichen Lebens können je nach gesellschaftlicher und kultureller Bedeutung auch Arbeitscharakter aufweisen. Die Grenzen zwischen Aktivitäten des täglichen Lebens und Arbeit können vom einzelnen Menschen subjektiv fließend erlebt werden.

Schule/Arbeit/Beruf

Arbeit/Beruf sind dadurch charakterisiert, dass bestimmte berufliche Handlungsformen ausgeübt werden, die in der Regel die Arbeit bzw. den Beruf definieren. Das Ausüben derartiger Handlungsformen schafft normalerweise die finanzielle und/oder materielle Grundlage für den Lebensunterhalt der Person bzw. der Angehörigen, für die die Person Verantwortung hat/übernimmt. In vielen Arbeiten/Berufen können Menschen ihre Handlungsformen nur sehr bedingt selber bestimmen. **Handlungsspielräume** in der Arbeit/im Beruf zu haben, kann die Motivation und die Arbeitszufriedenheit der Arbeitenden massiv erhöhen (Schüpbach 1995).

Schule und Ausbildung können ebenfalls diesem Bereich zugeordnet werden. Die Schule hilft dem Kind u.a., bestimmte kulturspezifische Handlungsformen zu entwickeln. In der Ausbildung erwerben Absolventen Handlungsfähigkeit für eine bestimmte Bandbreite von Handlungsformen, die sie anschließend ausführen werden.

Freizeit/Spiel

Dem Bereich „Freizeit" werden in der Regel diejenigen Handlungsformen zugeschrieben, die nicht den Bereichen „Aktivitäten des täglichen Lebens" und „Arbeit" zugeordnet werden können. Freizeit dient häufig der Erholung von den Erfahrungen und Anforderungen der beiden anderen Lebensbereiche. In der Gestaltung der **freien Zeit** haben Menschen meistens größere Wahlmöglichkeiten als in den beiden anderen Lebensbereichen.

Spiel kann beim Erwachsenen eine Form der Freizeitgestaltung sein. In der Entwicklung des Kindes kann Spiel aber auch einen schon fast „arbeitsartigen" Charakter bekommen: In der „Spielarbeit" erwirbt bzw. differenziert das Kind viele Fähigkeiten und Fertigkeiten, die die Grundlage für spätere Lernprozesse in allen Lebensbereichen bilden (Piaget 1971).

Im australischen Ergotherapie-Modell (Chapparo 1996) wird als weiterer Lebensbereich der Bereich **Ruhe/Erholung** vom Bereich „Freizeit" abgegrenzt. Uns scheint diese Unterscheidung sehr wichtig. Im Allgemeinen wird im europäischen Raum dieser Lebensbereich nicht aufgeführt.

4.1.7 Materielle, soziale und kulturelle Voraussetzungen

Die materiellen, sozialen und kulturellen Voraussetzungen (siehe **Abb. 4.4**) sind auf komplexe Weise miteinander vernetzt: Sie bedingen und beeinflussen sich gegenseitig. Sie haben Auswirkungen auf die Handlungsfähigkeit eines Menschen in seinen verschiedenen Lebensbereichen.

Materielle Voraussetzungen

Materielle Voraussetzungen sind (raumzeitliche) Bedingungen, die das Handeln beeinflussen. Dazu gehören Zeit, Gegenstände und Materialien sowie finanzielle Gegebenheiten.

Soziale Voraussetzungen

Soziale Voraussetzungen sind z.B. soziale Normen, Forderungen und Erwartungen anderer oder Angebote sozialer Unterstützung. Sie können von Personen (z.B. Autoritätspersonen) konkret repräsentiert werden oder als allgemein gültige Normen und Erwartungen vorhanden sein. Die sozialen Voraussetzungen werden durch die kulturellen Voraussetzungen beeinflusst.

Kulturelle Voraussetzungen

Unter kulturellen Voraussetzungen verstehen wir die Gesamtheit der Gewohnheiten, Einstellungen und Einrichtungen, die sich auf Familie, staatliche Gestaltung, Wirtschaft, Arbeit, Ethik, Rechtswesen, Denken, Kunst, Religion u. Ä. beziehen. Kulturelle Voraussetzungen sind jeweils an das Leben des Gemeinwesens gebunden, in dem sie zum Tragen kommen.

Beachte ▶ Das Bieler Modell ergibt eine differenzierte Struktur, um menschliches Handeln – verstanden als Interaktion von Individuum und Umwelt – darzustellen. Nachfolgend werden wir am Fallbeispiel von Frau S. zeigen, wie wir in der Struktur des Bieler Modells eine Erfassung durchführen sowie die für die Ergotherapie relevanten Problemstellungen herausarbeiten und anschließend in der Planung Zielsetzungen und Vorgehensweisen für die Behandlung bestimmen.

4.2 Fallbeispiel Frau Schmidt

4.2.1 Die Erfassung

Der ergotherapeutische Behandlungsprozess umfasst die Bereiche
▶ Erfassung,
▶ Planung,
▶ Durchführung und
▶ Evaluation.

Beachte ▶ Unter **Erfassung** verstehen wir die Datenerhebung zur aktuellen Handlungsfähigkeit der Patientin in den personalen und umweltbezogenen Bedingungen.

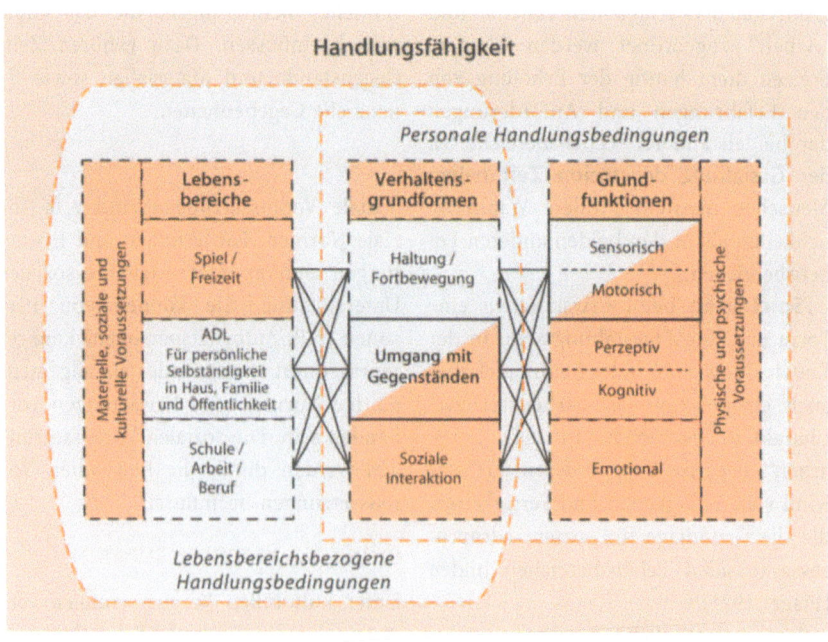

(Abb. 4.5) Die Einordnung der übermittelten Daten im Überblick

Im Bieler Modell sprechen wir nicht von Befunderhebung, sondern von Erfassung, weil wir immer Schwierigkeiten **und** Möglichkeiten eines Patienten – also auch seine Ressourcen – zu erfassen versuchen. Die Erfassung enthält
- allgemeine Angaben (Angaben zur Person, Erscheinungsbild, Wohn- und Lebenssituation, berufliche und finanzielle Situation, Anamnese inkl. Angaben zu Biographie, Diagnose, Maßnahmen und Hilfsmitteln),
- besondere Angaben zu den Lebensbereichen, den Verhaltensgrundformen und den Grundfunktionen und
- eine Zusammenfassung der ergotherapierelevanten Problemstellungen, die mit den Mitteln der Ergotherapie beeinflussbar erscheinen.

Einordnung der übermittelten Daten

Die übermittelten Erfassungsdaten lassen sich in der Grafik des Bieler Modells den verschiedenen Bereichen zuordnen (Abb. 4.5). Es ist auch möglich, die Daten direkt in die verschiedenen Felder der Grafik einzutragen (siehe Abb. 4.6 ff.).

Die Daten von Frau Schmidt lassen sich in den **Verhaltensgrundformen** vor allem dem Bereich „Soziale Interaktion" und teilweise dem Bereich „Umgang mit Gegenständen" zuordnen. Dieser Bereich bedarf aus unserer Sicht zusätzlicher Abklärung. Ebenfalls fehlen Angaben zum Bereich „Haltung/Fortbewegung". In den **Grundfunktionen** werden die Bereiche „Emotionalität" und „Perzeption/Kognition" ausführlich dargestellt. Der Bereich „Sensorik/Motorik" müsste aus unserer Sicht noch differenzierter beschrieben werden. In den **Lebensbereichen** werden uns Informationen nur zum Bereich „Spiel/Freizeit" geliefert.

Bereich Verhaltensgrundformen
Abb. 4.6 zeigt, welche Daten den Verhaltensgrundformen zugeordnet werden können. Die wichtigen Bereiche „Haltung/Fortbewegung" und „Umgang mit Gegenständen" bedürfen im Hinblick auf eine ganzheitliche Erfassung zusätzlicher Daten, die noch erhoben werden müssen.

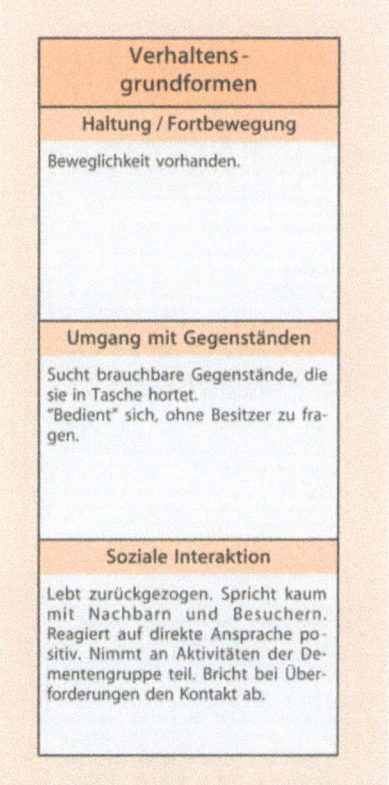

Abb. 4.6 Übermittelte Daten im Bereich der Verhaltensgrundformen

**Personaler Bereich
(Bereich der Grundfunktionen und der physischen und psychischen Voraussetzungen)**

Abb. 4.7 enthält die übermittelten Daten im personalen Bereich. In den **Grundfunktionen** ist es ausgehend von der Diagnose Alzheimer Demenz nahe liegend, dass viele Beobachtungen zu den Bereichen „Perzeption/Kognition" und „Emotionalität" beschrieben werden. Die Aussagen zur Sensorik/Motorik beschränken sich auf allgemeine Kriterien, die ebenfalls noch einer genaueren Betrachtung bedürfen. Die Angaben zu den **physischen und psychischen Voraussetzungen** sind sehr ausführlich.

**Umweltbereich
(Lebensbereiche und materielle, soziale und kulturelle Voraussetzungen)**

Abb. 4.8 stellt die Einordnung der übermittelten Daten im Umweltbereich dar. Wie bereits erwähnt, beziehen sich die Aussagen zu den **Lebensbereichen** ausschließlich auf den Bereich „Spiel/

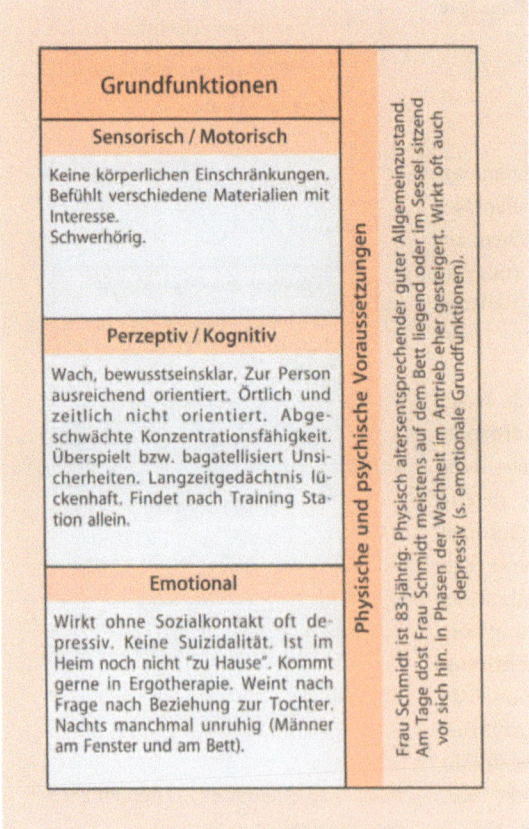

Abb. 4.7 Übermittelte Daten im personalen Bereich

Abb. 4.8 Übermittelte Daten im Umweltbereich

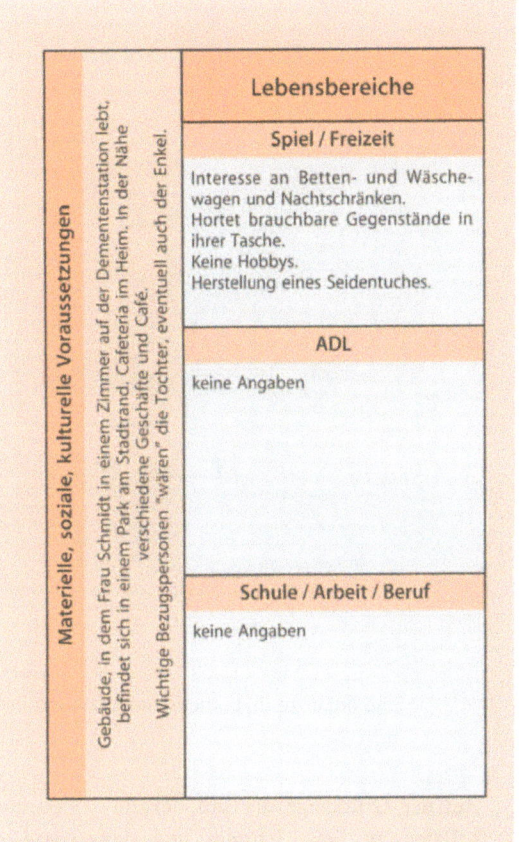

Freizeit". Dieser ist in Frau Schmidts Lebenssituation sehr wichtig, allerdings darf der Bereich „Aktivitäten des täglichen Lebens" als Grundlage jeglicher ergotherapeutischer Arbeit nicht unbeachtet bleiben.

Außerdem stellt sich für uns die Frage, ob nicht gewisse Aktivitäten, die Frau Schmidt noch ausführen könnte, dem Bereich „Beruf/Arbeit" zugeordnet werden könnten bzw. müssten. Die **materiellen, sozialen und kulturellen Voraussetzungen** werden ausführlich beschrieben.

Ergänzte Erfassung als Grundlage für die Arbeit in der Struktur des Bieler Modells

In der Arbeit mit dem Bieler Modell ist wichtig, nicht nur Frau Schmidts Schwierigkeiten, sondern **ressourcenorientiert** auch ihre Möglichkeiten zu erfassen. Deshalb ist es notwendig, die Erfassungsdaten zu ergänzen und/oder zu differenzieren und die Möglichkeiten und Schwierigkeiten der Patientin im Hinblick auf eine **ganzheitliche** Erfassung und Planung der Therapie in allen Bereichen des Modells zu beschreiben **(Abb. 4.9)**

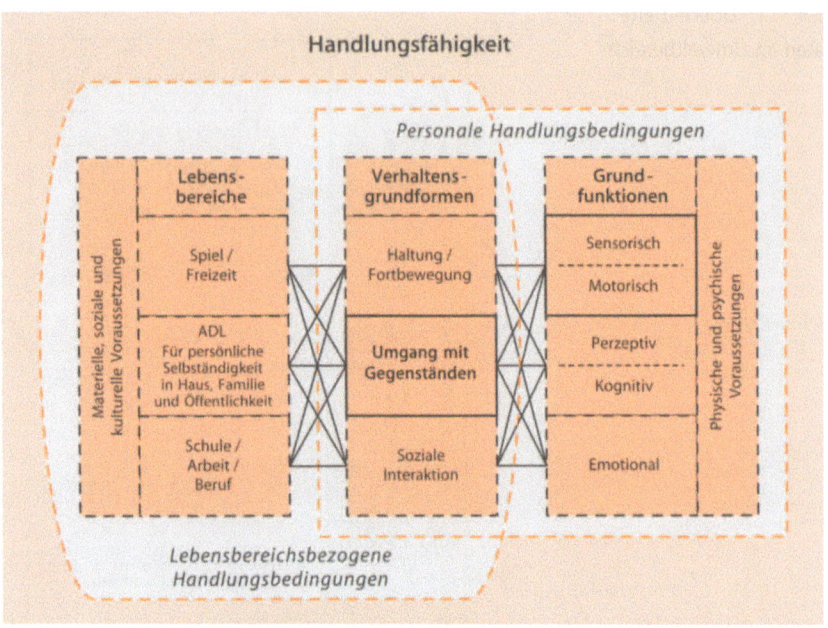

Abb. 4.9 Eine ergänzte (hypothetische) Erfassung im Überblick

Auf der Grundlage der uns bekannten Daten zu Frau Schmidt und der Kenntnisse des Krankheitsbildes formulieren wir im Folgenden mögliche zusätzliche Erfassungsdaten, die wir für eine Planung in der Struktur des Bieler Modells benötigen. Diese Daten müssten im konkreten Fall durch Beobachtungen, Tests, Gespräche mit Frau Schmidt und Bezugspersonen erhoben werden. Die ergänzten Daten sind in den **Abb. 4.10** bis **4.12** kursiv gedruckt.

Erfassung im Bereich Verhaltensgrundformen

Verhaltensgrundformen sind die beobachtbaren Verhaltensweisen, die aus der Interaktion eines Menschen mit seiner Umwelt entstehen (siehe Abschn. 4.1.3). Diese Bereiche werden erfahrungsgemäß erst im fortgeschrittenen Stadium einer Alzheimer Demenz beeinträchtigt. Deshalb ist es wichtig für die Planung der ergotherapiespezifischen Behandlung, dass die Möglichkeiten und Schwierigkeiten in den Verhaltensgrundformen differenziert erfasst werden.

Wir nehmen an, dass Frau Schmidt im Bereich „Haltung/Fortbewegung" altersentsprechende Möglichkeiten hat. Ferner gehen wir davon aus, dass Frau Schmidt mit Gegenständen, die ihr vertraut sind, noch sinngemäß umgehen kann (Bereich „Umgang mit Gegenständen") **(Abb. 4.10)**

Verhaltens-grundformen
Haltung / Fortbewegung
Beweglichkeit vorhanden. *Kann frei und sicher gehen. Keine Schwierigkeiten bei Lagewechsel. Kann noch längere Spaziergänge unternehmen. Gangunsicherheit bei ungeeignetem Schuhwerk.*
Umgang mit Gegenständen
Sucht brauchbare Gegenstände, die sie in Tasche hortet. "Bedient" sich, ohne Besitzer zu fragen. *Frau Schmidt kann mit den ihr vertrauten Gegenständen sinngemäß umgehen. Ungewohnte Gegenstände werden abgelehnt.*
Soziale Interaktion
Lebt zurückgezogen. Spricht kaum mit Nachbarn und Besuchern. Reagiert auf direkte Ansprache positiv. Nimmt an Aktivitäten der Dementengruppe teil. Bricht bei Überforderungen den Kontakt ab.

Abb. 4.10 Ergänzte Erfassung in den Verhaltensgrundformen

Erfassung im personalen Bereich (Grundfunktionen und physische und psychische Voraussetzungen)

Wir gehen davon aus, dass in den Verhaltensgrundformen die Grundfunktionen beobachtbar wären, die in **Abb. 4.11** zusätzlich beschrieben werden. Im Bereich der physischen und psychischen Voraussetzungen benötigen wir keine weiteren Daten.

Erfassung im Umweltbereich (Lebensbereiche und materielle, soziale und kulturelle Voraussetzungen)

Abb. 4.12 stellt die ergänzte (hypothetische) Erfassung im Umweltbereich dar. Wie bereits erwähnt, möchten wir die Erfassung von Frau Schmidts Daten auf die beiden Bereiche „ADL" und „Arbeit/Beruf" ausdehnen. In **Abb. 4.10** sind die angenommenen Möglichkeiten und Schwierigkeiten von Frau Schmidt in diesen Bereichen aufgelistet. Im Bereich der materiellen, sozialen und kulturellen Voraussetzungen sind für uns kurzfristig keine weiteren Erhebungen notwendig.

Zusammenfassung der ergotherapierelevanten Problemstellungen

Frau Schmidt hat Orientierungsschwierigkeiten in Raum und Zeit. Sie ist in den Heimalltag noch nicht integriert, da sie am bestehenden Aktivitätsangebot und an möglichen Aufgaben im Sinne von „Ämtchen" nicht teilnimmt. Frau Schmidt hat (noch) keine Möglichkeiten, ihre Zeit sinnvoll zu strukturieren. Es bestehen einzelne Schwierigkeiten in der Körperpflege.

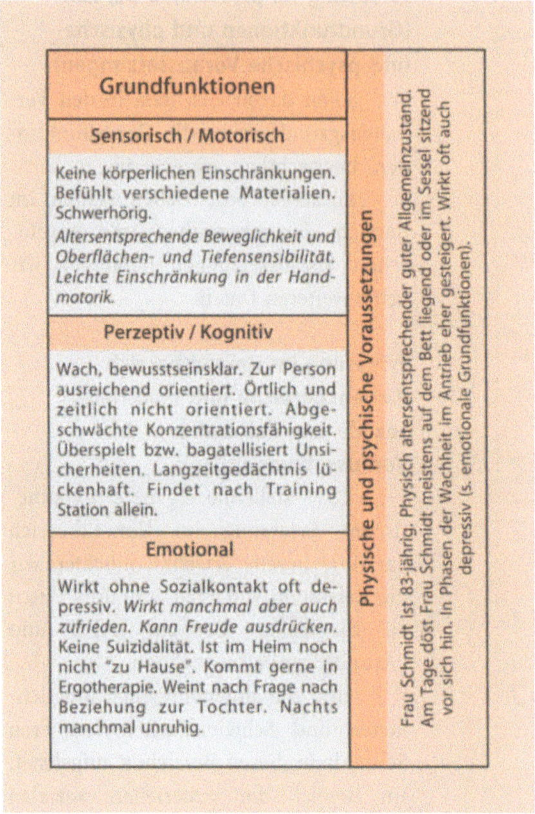

Abb. 4.11 Ergänzte Erfassung im personalen Bereich

Grundfunktionen	Physische und psychische Voraussetzungen
Sensorisch / Motorisch Keine körperlichen Einschränkungen. Befühlt verschiedene Materialien. Schwerhörig. *Altersentsprechende Beweglichkeit und Oberflächen- und Tiefensensibilität. Leichte Einschränkung in der Handmotorik.* **Perzeptiv / Kognitiv** Wach, bewusstseinsklar. Zur Person ausreichend orientiert. Örtlich und zeitlich nicht orientiert. Abgeschwächte Konzentrationsfähigkeit. Überspielt bzw. bagatellisiert Unsicherheiten. Langzeitgedächtnis lückenhaft. Findet nach Training Station allein. **Emotional** Wirkt ohne Sozialkontakt oft depressiv. *Wirkt manchmal aber auch zufrieden. Kann Freude ausdrücken.* Keine Suizidalität. Ist im Heim noch nicht "zu Hause". Kommt gerne in Ergotherapie. Weint nach Frage nach Beziehung zur Tochter. Nachts manchmal unruhig.	Frau Schmidt ist 83-jährig. Physisch altersentsprechender guter Allgemeinzustand. Am Tage döst Frau Schmidt meistens auf dem Bett liegend oder im Sessel sitzend vor sich hin. In Phasen der Wachheit im Antrieb eher gesteigert. Wirkt oft auch depressiv (s. emotionale Grundfunktionen).

4.2.2 Die Planung

In der Planung werden mögliche **Behandlungsziele** antizipiert, das heißt:
▶ Es werden Vorstellungen einer veränderten/verbesserten Handlungsfähigkeit der Patientin erarbeitet und
▶ Möglichkeiten zur Veränderung der personalen und/oder umweltbezogenen Handlungsbedingungen entwickelt.

Die vorliegende Planung für eine ergotherapeutische Arbeit mit Frau Schmidt berücksichtigt die **reale Heimsituation**, so wie sie in der Fallbeschreibung geschildert wird. Wir gehen auch davon aus, dass die materiellen und finanziellen Ressourcen des Heimes den Standards in geriatrischen Institutionen entsprechen. Das heißt: Da die finanziellen Mittel immer knapper werden, ist bereits eine gute Grundversorgung als Fortschritt zu betrachten.

Abb. 4.12 Ergänzte Erfassung im Umweltbereich

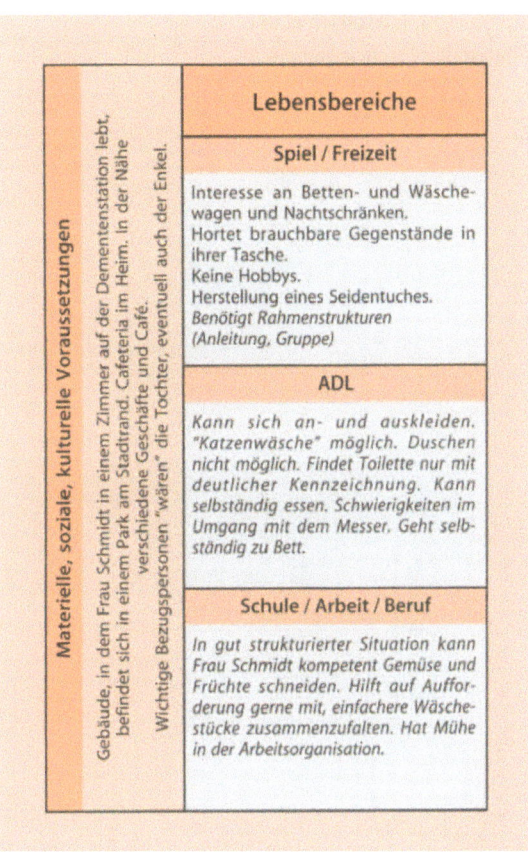

Aus diesen Gründen beschränken wir die Planung der ergotherapeutischen Maßnahmen auf das, was uns möglich scheint, und sehen von Veränderungen der beschriebenen Heimstruktur und von weiteren therapeutischen Angeboten ab.

Allgemeine Behandlungsschwerpunkte und konkrete Behandlungsziele

Auf Grund der ergotherapierelevanten Problemstellungen (siehe oben) werden Prioritäten für die Behandlung von Frau Schmidt bestimmt. Folgende Kriterien sind uns besonders wichtig:
▶ Dringlichkeit,
▶ Realisierbarkeit,
▶ Bedürfnislage der Patientin und
▶ Potential der Patientin.

Inhaltlich sind diese Zielsetzungen in **Abb. 4.13** umschrieben.

Die allgemeinen Behandlungsschwerpunkte sind in der Grafik des Bieler Modells überblicksartig dargestellt **(Abb. 4.14)**. Diese Darstellungsform informiert Vertreterinnen der Pflege und

Abb. 4.13 Die allgemeinen Behandlungsschwerpunkte

Allgemeine Behandlungsschwerpunkte
- Erhalten von vorhandenen Möglichkeiten in den Bereichen "ADL" und Umgang mit Gegenständen
- Verbesserung der räumlichen und zeitlichen Orientierung
- Kontaktförderung
- Integration in den Heimalltag

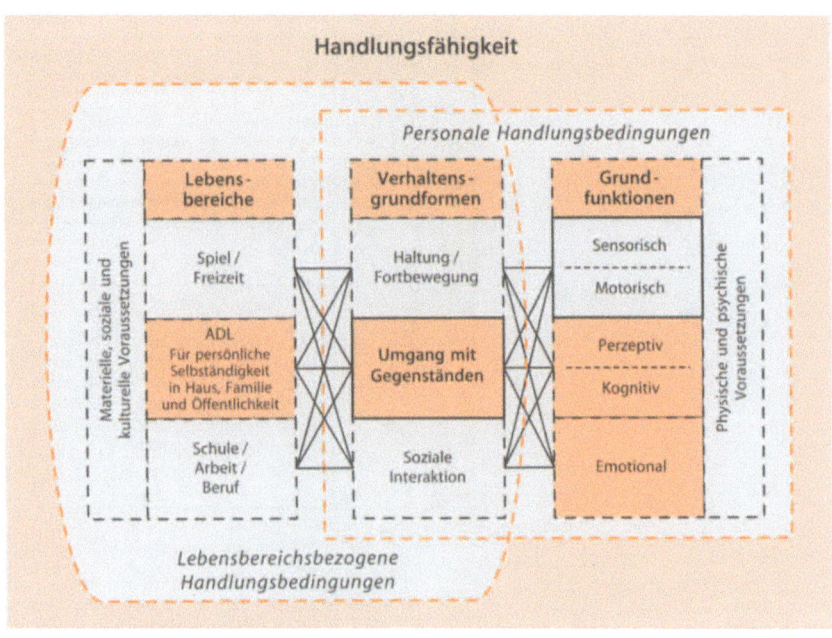

Abb. 4.14 Die allgemeinen Behandlungsschwerpunkte in der Grafik des Bieler Modells

anderer Therapiebereiche rasch und trotzdem umfassend über die Akzente der **ergotherapeutischen Zielsetzung**.

Die konkreten Behandlungsziele werden aus den allgemeinen Behandlungsschwerpunkten abgeleitet und als Handlungsziele der Patientin formuliert.

Ziele im Bereich Verhaltensgrundformen

Inhaltlich werden die Ziele im Bereich der Verhaltensgrundformen in **Abb. 4.15** beschrieben. Patienten mit einer Alzheimer Demenz sind oft motorisch stark unruhig, weisen aber selten bedeutende Ausfälle in Haltung und Fortbewegung auf. Für das physische und psychische **Wohlbefinden der Patientin** ist die Erhaltung der Fähigkeiten in diesem Bereich sehr wichtig. Der Umgang mit vertrauten Gegenständen unterstützt das Erhalten von bekannten Handlungsabläufen.

Kognitive Fähigkeiten wie **Gegenstandsverständnis, Situationsanalyse,** Möglichkeiten der **Handlungsregulation, Konzentration** und **Gedächtnis** können dadurch positiv beeinflusst werden.

Meistens entwickeln sich neue **soziale Kontakte** bei alten Menschen nur langsam. Diese können in einer Ergotherapiegruppe angebahnt bzw. differenziert werden. Die Patientin kann sich in **Gruppenaktivitäten** als Mitglied einer Gruppe erleben und sich damit schrittweise in den (sozialen) **Heimalltag** integrieren.

Ziele im personalen Bereich

Abb. 4.16 beschreibt die konkreten Behandlungsziele im personalen Bereich. Die Schwerpunkte bei der Beeinflussung der Grundfunktionen liegen im **perzeptiv/kognitiven** und im **emotionalen Bereich**. In der Abbildung sind einige **Kompensationsmöglichkeiten** für Frau Schmidt aufgelistet. Wir gehen davon aus, dass diese Maßnahmen Frau Schmidts räumliche und zeitliche Orientierung im Heimalltag unterstützen können.

Wir denken, dass Frau Schmidt „arbeitsartige", noch bekannte Handlungen ausführen sollte, und dass sich auf diese Weise ihre räumliche und zeitliche Orientierung verbessern ließe. Zudem sollte sie zur emotionalen Stabilisierung in Gruppenaktivitäten einbezogen werden.

Verhaltensgrundformen
Haltung / Fortbewegung
Erhalten der noch vorhandenen Möglichkeiten (Handlungsangebote entsprechend bewusst organisieren).
Umgang mit Gegenständen
Bedeutung von Gegenständen in den in den verschiedenen Lebensbereichen beschriebenen Handlungen immer wieder erfahren/erleben.
Soziale Interaktion
"Nebeneinander" von verschiedenen Personen im selben Raum zunehmend aushalten lernen (langsam in Ergotherapiegruppe einführen).

Abb. 4.15 Konkrete Behandlungsziele im Bereiche der Verhaltensgrundformen

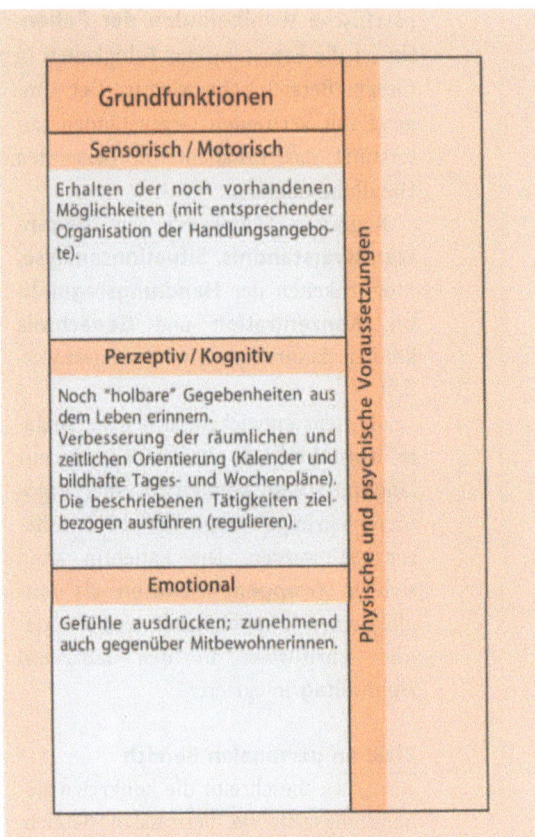

Abb. 4.16 Konkrete Behandlungsziele im personalen Bereich

Ziele in den verschiedenen Lebensbereichen

In Abb. 4.17 sind die konkreten Behandlungsziele in den verschiedenen Lebensbereichen formuliert. Wir gehen davon aus, dass Frau Schmidt im Bereich der Aktivitäten des täglichen Lebens (z.B. in der Selbstbesorgung) noch recht selbständig ist, sofern es sich dabei um Gewohnheiten handelt, die ihr vertraut sind. Die Erhaltung sinnvoller Gewohnheiten zu unterstützen – auch auf der Abteilung der Patientin und in den öffentlichen Räumen des Heimes – ist ein wichtiges Teilziel der Ergotherapie.

Rahmenbedingungen

Bei der Planung therapeutischer Interventionen müssen nicht nur Behandlungsschwerpunkte und konkrete Behandlungsziele festgelegt werden; es gilt auch, die Rahmenbedingungen zu berücksichtigen. Müssten alle Zielsetzungen (möglichst schnell) erreicht werden, wäre die Ergotherapeutin überfordert. Oft sind es institutionelle, personelle und materielle Einschränkun-

Abb. 4.17 Konkrete Behandlungsziele in den verschiedenen Lebensbereichen

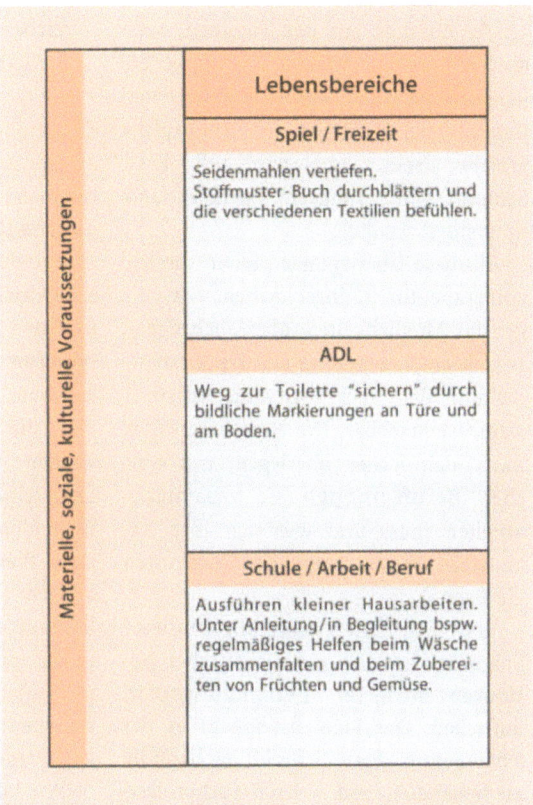

gen, die die Umsetzung therapeutischer Maßnahmen erschweren oder nur bedingt zulassen.

Im Falle von Frau Schmidt sind die räumlichen und zeitlichen Gegebenheiten in die Planung einzubeziehen. Der **Stellenschlüssel** für die Ergotherapie scheint im beschriebenen Heim eher knapp bemessen. Bedingt durch Frau Schmidts Schwierigkeiten in der räumlichen Orientierung sind außerdem grundsätzliche Überlegungen zum **Ort der Durchführung der Therapie** notwendig.

Weitere entscheidende Elemente sind die Dauer der Therapiesequenzen und die Tageszeit. Frau Schmidt sollte die Ergotherapie in einer psychischen und physischen Verfassung besuchen können, die für sie möglichst günstig ist. Ebenso wichtig sind Überlegungen zur **Therapiesituation**: Soll Frau Schmidt einzeln oder in Gruppen betreut werden?

Weitere Überlegungen gelten dem **methodischen Vorgehen**: Wie soll die Therapie aufgebaut werden, wie sieht der Verlauf einer Therapiestunde aus (Begrüßung, Sitzposition, Art und Weise der Anleitung, Dauer der Tätigkeitsphase, Ausstieg aus der Tätigkeit, Verabschiedung), welche Tätigkeiten können eingesetzt werden mit welcher Begründung, wie muss der Arbeitsplatz gestaltet sein, und wie soll Frau Schmidt beim Tätigsein begleitet und unterstützt werden?

All diese Überlegungen leiten die Ergotherapeutin in ihrer Arbeit. Sie zeigen ihr Möglichkeiten, aber auch Grenzen ihrer therapeutischen Einflussnahme auf. Nicht alles, was wünschenswert wäre, ist machbar. Die Ergotherapeutin muss sich ferner überlegen, mit welchen **Berufsgruppen** sie zusammenarbeiten muss und wie sich ihre Arbeitsteile ins Konzept der Institution einfügen.

Erst nach Berücksichtigung all dieser Faktoren lässt sich ein realistischer **patientenzentrierter Behandlungsplan** aufstellen. Der Plan ermöglicht es der Therapeutin, Frau Schmidt fachkundig zu behandeln und – nach vorher festgesetzter Therapiedauer – die therapeutischen Bemühungen auszuwerten.

4.3
Ausblick

Wir gehen davon aus, dass die dargestellte Erfassung und Planung eine solide Grundlage für eine Therapie geben könnte. Das Bieler Modell berücksichtigt

- im **personalen Bereich** die psychischen und physischen Möglichkeiten und Schwierigkeiten von Patienten,
- in den **Lebensbereichen** die möglichen Handlungsangebote und Handlungsanforderungen an Patienten und

▶ in der **Schnittfläche** der beiden Bereiche die erforderlichen bzw. möglichen Verhaltensgrundformen.

Eine ergotherapeutische Arbeit, die sich differenziert an diesen Bezugsgrößen orientiert, ist unserer Ansicht nach **ganzheitlich**.

Aus den konkreten Behandlungszielen (Abschn. 4.2.2) lassen sich in einem nächsten Schritt mögliche **Therapiestunden** planen und durchführen. Die konkrete Durchführung der Therapie und die Auswertung der Ergebnisse werden voraussichtlich die Behandlungsschwerpunkte und die konkreten Behandlungsziele im Sinne einer **rollenden Planung** beeinflussen und verändern. Veränderungen in den personalen und lebensbereichsbezogenen Handlungsbedingungen müssen in der Therapie laufend wahrgenommen und in die therapeutischen Maßnahmen einbezogen werden.

Wir hoffen, dass unser Vorgehen dazu beiträgt, dass sich Frau Schmidt trotz ihrer fortschreitenden Krankheit immer wieder als Mensch erleben kann, der sinnvoll handelt.

4.4
Literatur

Bandura A (1969) Principles of Behavior Modification. Holt, Rinehart & Winston, New York

Bandura A (1971) Social learning theory. General Learning Corp., Morriston (NY)

Chapparo Ch, Ranka J (1997) The Occupational Performance Model (Australia). Monograph 1. Occupational Performance Network, Lidcombe

Cranach M (1980) Zielgerichtetes Handeln. Huber, Bern

Dorsch F (1987) Psychologisches Wörterbuch. Huber, Bern

Hacker W (1986) Arbeitspsychologie. Huber, Bern

Hacker W (1995) Handlungsregulationstheorie. Universität Bern

Hagedorn R (2000) Ergotherapie – Theorien und Modelle – Die Praxis begründen. Deutsche Übersetzung von Dehnhardt B. Thieme, Stuttgart

Herrmann T (1984) Handbuch psychologischer Grundbegriffe. Kösel, München

Jerosch-Herold C, Marotzki U, Hack BM, Weber P (Hrsg) Konzeptionelle Modelle für die ergotherapeutische Praxis. Rehabilitation und Prävention 49. Springer, Berlin Heidelberg New York Tokyo

Kielhofner G (1995) A Model of Human Occupation. Theory and Application, 2nd ed. Williams & Wilkins, Baltimore

Krieger D (1996) Einführung in die allgemeine Systemtheorie. Fink, München

Leontjew A (1987) Tätigkeit, Bewusstsein, Persönlichkeit. Volk & Wissen, Berlin

Lewin K (1969) Grundzüge der topologischen Psychologie. Huber, Bern

Miller G, Galanter E, Pribram K (1991) Strategien des Handelns. Klett, Stuttgart

Mosey AC (1981) Occupational Therapy – Configuration of a Profession. Raven, New York

Piaget J (1975) Das Erwachen der Intelligenz beim Kinde. Klett, Stuttgart

Piaget J (1975) Nachahmung, Spiel und Traum. Klett, Stuttgart

Scheepers C, Steding-Albrecht U, Jehn P (1999) Ergotherapie – Vom Behandeln zum Handeln. Thieme, Stuttgart

Scheiber I (1995) Ergotherapie in der Psychiatrie. Bardtenschlager, München

Schüpbach H (1995) Grundlagen der psychologischen Handlungstheorie für die Ergotherapie. (Arbeitspapier, Schule für Ergotherapie Biel)

Schule für Ergotherapie Biel (1998) Tätigkeitsbeschreibung Ergotherapie. (Internes Arbeitspapier)

Townsend E, Stanton S, Polatajko H, Law M (eds) (1997) Enabling Occupation – An Occupational Therapy Perspective. Canadian Association of Occupational Therapists, Ottawa

Volpert W (1983) Handlungsstrukturanalyse als Beitrag zur Qualifikationsforschung. Pahl-Rugenstein, Köln

WFOT (1993) Recommended Minimum Standards for the education of occupational therapists. Council of The World Federation of Occupational Therapists

Verband Schweizerischer Ergotherapeuten (Hrsg) (1982) Ergotherapie – Arbeitsmaterialien zum Projekt Ergotherapie – Aktivierungstherapie 1978-1982. Eigenverlag, Zürich

5 Das Occupational Performance Model (Australia) (OPMA)

Roman Weigl

Inhaltsverzeichnis

- 5.1 **Einleitung** 56
- 5.2 **Entstehungsgeschichte des OPMA** 57
- 5.3 **Der Aufbau des OPMA** 58
- 5.3.1 Die beiden Handlungsumgebungen des OPMA 58
- 5.3.2 Schematischer Überblick über das OPMA 59
- 5.3.3 Das OPMA – grafische Darstellung 59
- 5.3.4 Die acht Konstrukte des OPMA 60
- 5.4 **Fallanalyse mit dem OPMA** 65
- 5.4.1 Grundfragen des OPMA 65
- 5.4.2 Auswahl der Methodik zur Statuserhebung 66
- 5.4.3 Ergebnisse der modellgeleiteten Begutachtung 67
- 5.4.4 Zusammenfassung der Evaluationsergebnisse 72
- 5.5 **Zielformulierung mit dem OPMA** 72
- 5.5.1 Vorhandene Ressourcen und Defizite bei der Zielformulierung berücksichtigen 73
- 5.5.2 Beispiel: Einen als Problem empfundenen Handlungsablauf modifizieren 74
- 5.5.3 Beispiel: Die Komplexität eines bestehenden Handlungsablaufes steigern 75
- 5.5.4 Verankerung in Zeit und Raum durch Veränderung der Umweltkomponenten 76
- 5.6 **Literatur** 77

5.1 Einleitung

Ich habe es als große Herausforderung betrachtet, mich nur ausgerüstet mit einem theoretischen Modell in einen mir fremden Fachbereich zu wagen, um damit zu überprüfen: Halten Modelle das, was sie versprechen? Sind sie wirklich in verschiedenen Arbeitsfeldern anwendbar? Kann ich auch ohne spezialisiertes Wissen aus einem Fachbereich mithilfe eines Modells sinnvolle therapeutische Maßnahmen ableiten? Kann man als Therapeut über einen Mensch, den man nur vom Papier kennt und nie mit eigenen Sinnen erfahren konnte, überhaupt Aussagen machen? Und kann man anhand dieser Informationen ein therapeutisches Vorgehen ableiten?

So war es denn auch besonders spannend zu erfahren, wie Frau Schmidt bei längerer Auseinandersetzung mit der Fallgeschichte immer mehr Gestalt annahm, ein Mensch mit Geschichte und Gegenwart, ein Lebewesen aus Fleisch und Blut wurde. Ich ging davon aus, dass die Diagnosen Senile Demenz und Morbus Alzheimer bei Frau Schmidt zutreffen. Die Herausforderung lag darin zu zeigen, wie man ein ergotherapeutisches Modell anwenden kann, auch wenn die Klientin zum Teil schon verbale und kognitive Fähigkeiten verloren hat.

Eingangs möchte ich betonen, dass meine Vorgehensweise in diesem Fall meinem therapeutischen Stil entspricht und daher keinen Anspruch auf Alleingültigkeit stellt, was die Anwendung des Modells betrifft. Das Occupational Performance Model (Australia) ist ein Modell, das sich dem spezifischen Stil des Anwenders unterordnet und nicht umgekehrt. Der Anwender hat die Freiheit, das Modell seinen Erfahrungen, seiner Spezialisierung und seinen erlernten Methoden entsprechend einzusetzen. Das therapeutische Handeln ist so im Gesamtzusammenhang eines konzeptionellen Modells sichtbar (Jerosch-Herold et al. 1999), und eigene Kompetenzen, aber auch Grenzen werden im Kontext eines übergeordneten Ganzen besser erkennbar.

Da das Occupational Performance Model (Australia) im deutschsprachigen Raum im Vergleich zu den anderen Modellen eine recht geringe Verbreitung hat, erscheint es mir sinnvoll, am Beginn meines Kapitels die Entstehungsgeschichte (Abschn. 5.2) und den theoretischen Aufbau des Modells (Abschn. 5.3) zu erläutern.

Die in diesem Kapitel verwendeten deutschen Termini für die Konstrukte[1] des Modells entstammen der unveröffentlichten Übersetzung des Occupational Performance Model (Australia), an der der Wiener Arbeitskreis Modelle & Theorien, dem auch ich angehöre, seit längerem arbeitet (Arbeitskreis Modelle & Theorien Wien 1998). In dieser Übersetzung wird auch eine ausführliche Diskussion zur Auswahl der deutschen Begriffe enthalten sein.

Meine theoretische Einführung in die Struktur des Modells soll den Leserinnen und Lesern das Verständnis vermitteln, das für die Fallpräsentation

---

[1] Unter Konstrukten versteht man auf den verschiedenen Ebenen des Modells unterschiedliche Bausteine oder Schlüsselkonzepte (key concepts), die abstrakte und symbolische Inhalte definieren.

notwendig ist. Um die Übersicht zu erleichtern, führe ich zusätzlich zur deutschen Bezeichnung die originale englische Bezeichnung in Klammern an.

Zur weiteren Auseinandersetzung mit dem Modell verweise ich auf die englische Monographie der beiden australischen Autorinnen Chapparo u. Ranka (1997d) und auf die deutsche Übersetzung durch den Arbeitskreis Modelle & Theorien Wien (in Vorbereitung).

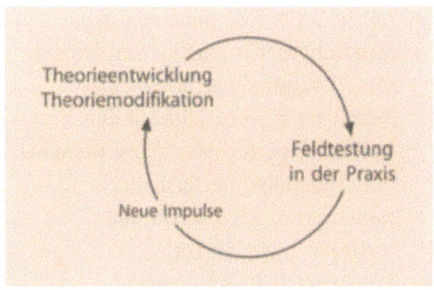

Abb. 5.1 Entwicklung des Occupational Performance Model (Australia)

5.2 Entstehungsgeschichte des OPMA

Christine Chapparo und Judy Ranka, die Entwicklerinnen und Autorinnen des Modells, veröffentlichten 1997 die erste umfangreiche englische Monografie mit dem Titel **OPM – Occupational Performance Model (Australia)**. Das Werk stellt die Theorie des Modells und deren praktische Anwendung in Ausbildungscurricula, Forschung und klinischer Arbeit dar. Die Anzahl der deutschsprachigen Publikationen, die sich mit dem Modell beschäftigen, ist bisher noch gering (Weigl 1997; Padevit 1998; Stadler-Grillmeier 2000).

Entstanden ist das Occupational Performance Model (Australia) aus dem Anliegen, das **Ergotherapie-Curriculum** an der Universität von Sydney um ein zentrales, die Profession vereinendes Konzept zu strukturieren (Chapparo u. Ranka 1997b). Das Modell sollte ein zukunftsorientiertes ergotherapeutisches Konzept für das nächste Jahrtausend bieten. Darüber hinaus sollte es berufsfremden Personen ergotherapeutisches Denken näher bringen. Die Entwicklung dauerte von 1990 bis 1997.

Das Ziel der Autorinnen bestand darin, ein Modell für Kolleginnen und Kollegen aus allen ergotherapeutischen Fachbereichen zu entwickeln. Daher wurden Ergotherapeuten aus verschiedenen Tätigkeitsfeldern aktiv in den Entwicklungsprozess der Theoriebildung einbezogen. So konnte die Theorie mehrmals auf ihre **Tauglichkeit** und **Praxisrelevanz** überprüft werden. Durch dieses Wechselspiel zwischen Theorie und Praxis war es möglich, die Theorie um wichtige Konstrukte zu erweitern, um damit die Identifikation der Profession mit dem Modell zu steigern **(Abb. 5.1)**

In fünf Durchläufen wurde aus dem Modell, das anfänglich drei Konstrukte umfasste, das heutige Occupational Performance Model (Australia) mit seinen acht Konstrukten (Chapparo u. Ranka 1997b):

▶ Konstrukt 1: Handlungsperformanz (occupational performance)
▶ Konstrukt 2: Handlungsrolle (occupational role)
▶ Konstrukt 3: Bereiche der Handlungsperformanz (areas of occupational performance)

- Konstrukt 4: Komponenten der Handlungsperformanz (components of occupational performance)
- Konstrukt 5: Kernelemente der Handlungsperformanz (core elements of occupational performance)
- Konstrukt 6: Externe Umwelt (external environment)
- Konstrukt 7: Raum (space)
- Konstrukt 8: Zeit (time).

So ist es nun möglich, mit diesem Modell ergotherapeutisches Denken und Handeln transparent zu machen, und zwar unabhängig von Alter und Konstitution des Klienten und unabhängig vom Fachgebiet.

Beachte ▶ Das Occupational Performance Model (Australia) will Kolleginnen und Kollegen aus allen Fachbereichen der Ergotherapie unabhängig vom Klientel einen theoretischen Rahmen bieten, um ergotherapeutisches Arbeiten für sie selbst klarer und für andere besser verständlich zu machen. Der Fokus des Modells ist auf die **Handlungsperformanz** (occupational performance) gerichtet.

Die Aufgabe des Ergotherapeuten/der Ergotherapeutin besteht darin zu klären, aufgrund welcher Faktoren die Handlungsperformanz des Klienten eingeschränkt ist und welche ergotherapeutischen Maßnahmen die Handlungsperformanz unterstützen können.

5.3 Der Aufbau des OPMA

5.3.1 Die beiden Handlungsumgebungen des OPMA

Das Occupational Performance Model (Australia) unterscheidet zwischen
- der internen Umwelt (internal environment) und
- der externen Umwelt (external environment) **(Abb. 5.2)**

Mit der weißen Fläche in **Abb. 5.2** wird die interne Umwelt symbolisiert, d. h. die von der Person abhängigen Faktoren, die die Handlungsperformanz beeinflussen. Die interne Umwelt umfasst die Konstrukte der Handlungsrolle, die Bereiche der Handlungsperformanz, die Komponenten der Handlungsperformanz, die Kernelemente und Aspekte von Zeit und Raum.

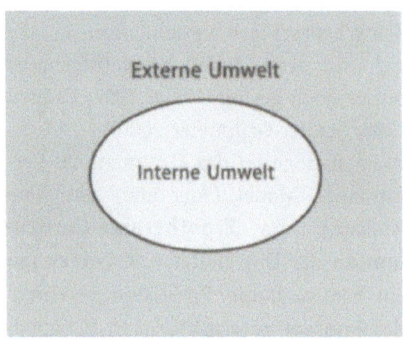

Abb. 5.2 Beziehung der Handlungsumwelten des Occupational Performance Model (Australia). (Aus Chapparo u. Ranka 1997)

Die graue Fläche steht für die externe, die Person umgebende Umwelt mit ihren sensorischen, physischen, sozialen und kulturellen Dimensionen, die in Zeit und Raum existieren (Chapparo u. Ranka, 1997a).

Erfolgen nun **Anforderungen** aus der internen oder externen Umwelt, entsteht Handlungsperformanz als Reaktion darauf. So bewirkt beispielsweise das Empfinden von Durst (interne Umwelt) die Handlungsperformanz, ein Glas Wasser zu trinken. Als Stimulus aus der externen Umwelt bewirkt das Zugehen auf eine Stufe nach erfolgter Wahrnehmung und dem Wunsch, die Stufe zu überwinden, dass wir als Handlungsperformanz ein Bein anheben.

Beachte ▶ Gemäß dem Occupational Performance Model (Australia) entsteht Handlungsperformanz immer als Reaktion auf Anforderungen aus der internen oder externen Umwelt.

5.3.2
Schematischer Überblick über das OPMA

Um die komplexe Grafik des OPM von Chapparo und Ranka leichter verständlich zu machen, werden in **Abb. 5.3** die 8 Konstrukte des OPM ohne Untergliederung dargestellt. Das erste Konstrukt „Handlungsperformanz" (occupational performance) wird als Ergebnis des Zusammenwirkens der 7 anderen Konstrukte gesehen und kommt daher grafisch nicht zur Darstellung.

5.3.3
Das OPMA – grafische Darstellung

Abb 5.4 zeigt die von Chapparo und Ranka entworfene grafische Ansicht des Modells mit seinen 8 Konstrukten und deren weitere Untergliederung. Pfeile in der Abbildung stellen **Hypothesen** für Beziehungen zwischen Konstrukten dar. Gestrichelte Linien symbolisieren Übergänge innerhalb der einzelnen Konstrukte. Sie sollen die Künstlichkeit der

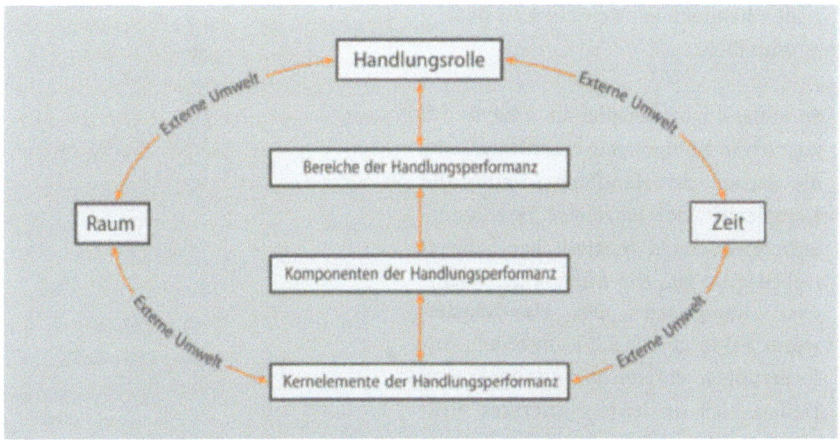

Abb. 5.3 Schematischer Überblick über das OPM

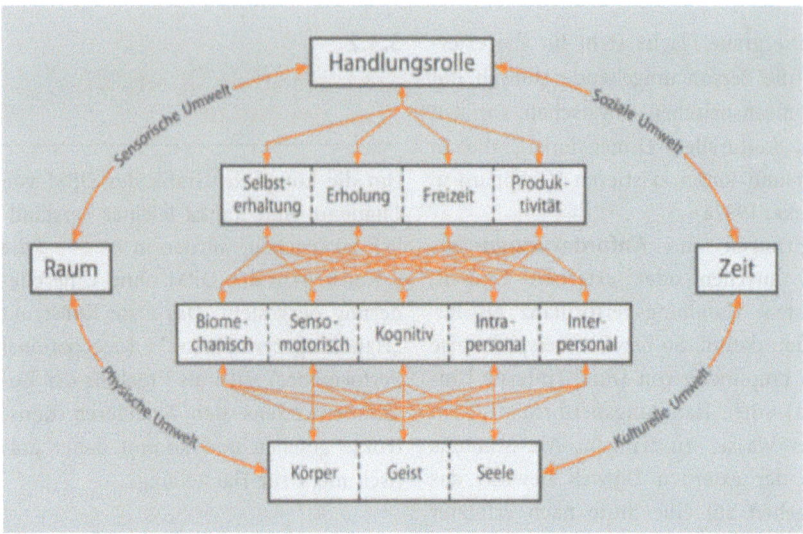

Abb. 5.4 Das Occupational Performance Model (Australia) (Chapparo u. Ranka 1996)

Aufgliederung innerhalb der Konstrukte in einzelne Bausteine hervorheben. Diese Trennung existiert im realen Leben nicht, ist aber für die Anschaulichkeit des Modells notwendig.
▶ Jedes Konstrukt des Modells kann genützt werden, um
  ▶ die Handlung zu beschreiben und zu klassifizieren oder
  den handelnden Menschen zu beschreiben.

So umfasst zum Beispiel die Analyse der kognitiven Komponente einer **Handlung** die Anzahl der Handlungsschritte, die Komplexität der einzelnen Handlungsteilschritte, deren symbolischen Schwierigkeitsgrad etc. Die Analyse der kognitiven Komponente des **Handelnden** würde Faktoren wie die Fähigkeiten: Anforderungen erkennen, Entscheidungen treffen, sich an bereits Erlerntes erinnern etc. beinhalten.

5.3.4
Die acht Konstrukte des OPMA

Konstrukt 1:
Handlungsperformanz (Occupational Performance)

Die Handlungsperformanz ist das zentrale Konstrukt des Modells.

Beachte ▶ Die Handlungsperformanz des Menschen steht im Zentrum des Occupational Performance Model (Australia). Das Modell betrachtet deren Unterstützung oder Wiedererlangung als Kernanliegen der Profession.

Chapparo und Ranka definieren Handlungsperformanz wie folgt:

Beachte ▶ Handlungsperformanz ist die Fähigkeit, Rollen, Handlungsabläufe, Handlungsschritte und Handlungsteilschritte wahrzunehmen, zu wollen, ins Gedächtnis zu rufen, zu planen und durchzuführen; zum Zweck der Selbsterhaltung, Produktivität, Freizeit und Erholung als Reaktion auf Anforderungen der internen und/oder externen Umwelt (Chapparo u. Ranka 1997a, S. 4; Arbeitskreis Modelle & Theorien Wien 1998).

Konstrukt 2: Handlungsrolle (Occupational Performance Role)

Das zweite Konstrukt ist die Handlungsrolle.

Beachte ▶ Der Begriff „**Handlungsrolle**" bezeichnet Verhaltensmuster, die sich aus Handlungen zusammensetzen, die der Selbsterhaltung, Erholung, Freizeit und Produktivität dienen.

Handlungsrollen entstehen aus der Beziehung zwischen der Person und ihrer Umgebung und werden entweder durch ein inneres Bedürfnis erzeugt oder durch äußere Anforderungen festgesetzt. Diese Rollen verändern sich und sind abhängig vom **Alter,** der **Erfahrung** und von den **Lebensumständen** der Person. Sie werden diesen Umständen entsprechend abgegeben, neu angenommen oder den Anforderungen entsprechend modifiziert. Veränderungen können freiwillig passieren oder sind auf Grund äußerer Einflüsse notwendig (Chapparo u. Ranka 1997a).

Beachte ▶ Handlungsrollen haben drei Dimensionen: die des **Wissens** (knowing), des **Tuns** (doing) und des **Seins** (being) (**Abb. 5.5**).

▶ Die Dimension des **Wissens** bezieht sich auf das Verständnis und die damit verbundene Vorstellung über Handlungsrollen.
▶ Die Dimension des **Tuns** bezieht sich auf die physischen Aspekte, die mit der Einnahme einer Handlungsrolle verbunden sind.
▶ Die Dimension des **Seins** bezieht sich auf soziale und emotionale Aspekte innerhalb der Handlungsrolle. Von ihr hängt ab, ob der Mensch **Erfüllung** oder **Zufriedenheit** in seinen Handlungsrollen erfährt und welchen emotionalen Gewinn er sich durch die Einnahme der Handlungsrolle erhofft.

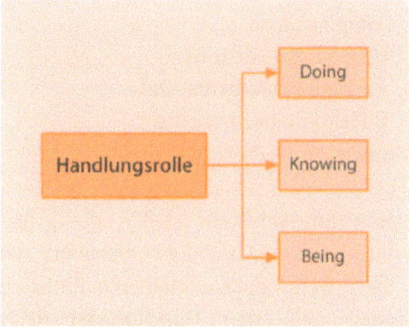

Abb. 5.5 Dimensionen der Handlungsrolle

Konstrukt 3: Bereiche der Handlungsperformanz (Occupational Performance Areas)

Beachte ▶ Handlungen finden in vier Bereichen statt:
- **Selbsterhaltungshandlungen** werden mit dem Ziel durchgeführt, Gesundheit und Wohlbefinden zu erhalten,
- **Produktivitätshandlungen** dienen dem primären Ziel, für den Lebensunterhalt zu sorgen,
- **Freizeithandlungen** werden mit dem Zweck der Unterhaltung, der Kreativität und des Feierns durchgeführt und
- **Erholungshandlungen** dienen dem absichtsvollen Verfolgen einer „Nicht-Aktivität" (non-activity)[2].

Die Ebenen der Komplexität von Handlungen

Handlungen lassen sich anhand ihrer Komplexität in
- Handlungsabläufe,
- Handlungsschritte und
- Handlungsteilschritte

unterteilen (Abb. 5.6).

Handlungsabläufe stellen die größte Einheit der Handlungsperformanz dar. Sie setzen sich aus kleineren Einheiten zusammen, den **Handlungsschritten** und den **Handlungsteilschritten**. An-

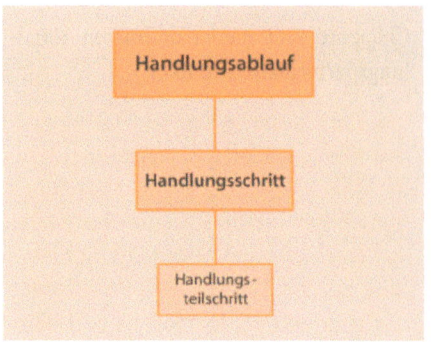

Abb. 5.6 Komplexitätsebenen von Handlungen*

hand der Selbsterhaltungshandlung „Frühstück zubereiten" soll diese Unterteilung verständlich gemacht werden (Tabelle 5.1).

Der **Handlungsablauf** „Frühstück zubereiten" gliedert sich je nach Situation und Person in verschiedene **Handlungsschritte**: z. B. den Kaffee zubereiten, die Marmelade auf den Tisch stellen oder das Frühstücksei kochen. Der Handlungsschritt „Ei kochen" unterteilt sich wieder in unterschiedliche **Handlungsteilschritte**, z. B. das Ei aus dem Kühlschrank nehmen, das Wasser in einen Topf geben und auf den Herd stellen oder das heiße Ei unter kaltem Wasser abschrecken.

---

[2] Chapparo u. Ranka (1997a) verstehen unter „**non-activity**" Handlungen, die der Erholung und der Entspannung dienen. Dabei kann es sich um das Schlafen selber handeln oder um Handlungen, die man mit dem Ziel durchführt, sich zu entspannen.

* Um die Abstufung der Komplexitätsebenen zu unterstreichen, habe ich in Absprache mit den Autorinnen die Originalabbildung (Chapparo u. Ranka 1997a, S. 7) verändert, indem ich das Rechteck der Handlungsteilschritte kleiner als das der Handlungsschritte abgebildet habe.

Tabelle 5.1 Gliederung von Handlungen

Komplexitätsebene	Handlungsperformanz
Handlungsablauf	Frühstück zubereiten
Handlungsschritt	Ei kochen
Handlungsteilschritt	Wasser zum Kochen bringen

Tabelle 5.2 Individuelle Klassifizierung von Handlungen am Beispiel Lesen

Bereiche der Handlungsperformanz	Handlung
Selbsterhaltung	Die Gebrauchsinformation eines Medikaments lesen
Produktivität	Ein Fachbuch lesen
Freizeit	Einen Kriminalroman lesen
Erholung	Lesen, um einzuschlafen zu können

Individuelle[3] Klassifizierung von Handlungen

Welche Handlung welchem Handlungsbereich zugeordnet wird, ist vom Individuum und der Kultur, in der es lebt, abhängig. Die Zuordnung ist höchst subjektiv. So kann das Erstellen eines Textes für einen Journalisten dem Handlungsbereich Produktivität angehören. Der Verfasser eines Briefes an einen Freund kann diese Handlung hingegen als Freizeittätigkeit empfinden. **Tabelle 5.2** macht diesen Prozess am Beispiel der Handlung Lesen deutlich: das Lesen eines Beipacktextes eines Medikaments zur Wiederherstellung der Gesundheit stellt eine **Selbsterhaltungshandlung** dar. Das Lesen eines Kriminalromans kann eine **Freizeitaktivität** sein; die Lektüre eines Fachbuches für den Beruf dagegen ist eine **Produk-**

---

[3] Im australischen Originaltext steht das Wort „idiosyncratic" (eigentümlich, Eigenheit des Individuums, „peculiar to the individual"). Da im Deutschen „idiosynkratisch" eher mit „Überempfindlichkeit auf bestimmte Substanzen" erklärt wird, habe ich diesen Begriff abgeändert.

tivitätshandlung. Das Lesen in der Absicht, endlich einschlafen zu können, stellt eine **Erholungshandlung** dar (vgl. Chapparo u. Ranka 1997a, S. 8).

Selbst eine ähnliche Handlung mit dem selben Gegenstand kann unterschiedlichen Handlungsbereichen angehören. Das Lesen der Gebrauchsinformation eines Medikamentes ist für den Kranken eine Selbsterhaltungshandlung, für den Apotheker jedoch stellt die Handlung einen Teil seiner beruflichen Tätigkeit dar.

Beachte ▶ Handlungen lassen sich nur dann einem Bereich der Handlungsperformanz zuordnen, wenn man die zugrunde liegende Absicht des Individuums kennt.

Konstrukt 4:
Komponenten der Handlungsperformanz (Occupational Performance Components)

Beachte ▶ Das Modell versteht unter den Komponenten der Handlungsperformanz
- einerseits die **Fähigkeiten**, die der Mensch mitbringt, um eine bestimmte Handlung durchführen zu können, und
- anderseits die **Anforderungen**, die die Handlung an die durchführende Person stellt.

Die Komponenten umfassen fünf Bereiche:
- den biomechanischen,
- den sensomotorischen,
- den kognitiven,
- den intrapersonellen (psychischen) und
- den interpersonellen (sozialen).

Im Spannungsfeld zwischen den Anforderungen einer Aufgabe und den vorhandenen Fähigkeiten des Menschen entscheidet sich, ob die Person eine Handlung durchführen kann und ob sie in ihrem Handeln Befriedigung finden kann.

Konstrukt 5:
Kernelemente der Handlungsperformanz (Core Elements of Occupational Performance)

Die Kernelemente der Handlungsperformanz sind
- **Körper** (physische Strukturen des Menschen),
- **Geist** (der bewusste und unbewusste Intellekt) und
- **Seele** (den Aspekt des Menschen, der innere Überzeugung, Hoffnung und Sinn sucht).

Chapparo und Ranka verstehen darunter Bereiche, die das menschliche Handeln beeinflussen und die in den anderen Ebenen des Modells nicht oder nur unzureichend repräsentiert sind.

Konstrukt 6:
Externe Umwelt (External Environment)

Die externe Umwelt gliedert sich in
- physische Umwelt,
- sensorische Umwelt,
- kulturelle Umwelt und
- soziale Umwelt.

Der handelnde Mensch steht in ständiger Interaktion mit der externen Umwelt. Sein Handeln wird von ihr beeinflusst und verändert gleichzeitig die externe Umwelt.

Alle sechs bisher beschriebenen Konstrukte sind in die Dimensionen der beiden letzten Konstrukte des Modells eingebettet, in die Konstrukte von Raum und Zeit.

Konstrukt 7:
Raum (Space)

„**Raum**" beschreibt sowohl die Existenz von physischer Materie (physical space) als auch die damit verbundene persönliche Wahrnehmung von Raum, den vom Individuum empfundenen Raum (felt space).

Konstrukt 8:
Zeit (Time)

„**Zeit**" bezieht sich sowohl auf die zeitliche Ordnung von Ereignissen (physical time), als auch auf die persönliche Wahrnehmung des Phänomens Zeit, d.h. deren individuelle Bedeutung für den Mensch (felt time).

5.4
Fallanalyse mit dem Occupational Performance Model (Australia)

In der folgenden Fallanalyse versuche ich, mögliche Vorgehensweisen einer ergotherapeutischen modellorientierten Diagnostik zu beschreiben. Anschließend wähle ich gezielt mögliche Problembereiche, um anhand zweier praktischer Beispiele modellgeleitete ergotherapeutische Interventionen beschreiben zu können.

5.4.1
Grundfragen des OPMA

Anhand der ursprünglich von Chapparo (1996) formulierten **Grundfragen**
- Wer ist der Klient?
  (Who's the client?)
- Worin besteht das Problem?
  (What's the problem?)
- Wer hat ein Problem mit der Situation? (Who's got the problem?)

strukturiere ich das Vorgehen im Fall Frau Schmidt. So kann ich vor dem eigentlichen Patientenkontakt Ziele für die Statuserhebung formulieren und entsprechende Erhebungsmaßnahmen auswählen. Darüber hinaus lassen sich so die im System relevanten Personen als solche identifizieren und in die Evaluation einbeziehen.

Frage 1:
Wer ist der Klient? (Wer braucht Therapie/Beratung?)

Anders formuliert: Ist der zugewiesene Teil im System überhaupt der, von dem Veränderung ausgehen soll oder kann? Muss überhaupt von der Klientin eine Veränderung erfolgen, oder können die Probleme vielleicht dadurch gelöst werden, indem die Bezugsperson aufgeklärt wird und dann ihre Einstellung gegenüber der Patientin verändert?

Im beschriebenen Fall ist klar, dass die bestehenden Probleme nicht durch Frau Schmidt alleine gelöst werden können, sondern dass auch Änderungen in der sozialen Umwelt stattfinden müssen. Ansonsten lassen sich weder Fortschritte in der Handlungsperformanz der Klientin im Alltag umsetzen, noch werden sich die Erwartungen des

Personals an die Klientin und an die Therapie erfüllen.

Frage 2:
Worin besteht das Problem?

Im vorgestellten Fall zeigen sich viele Unklarheiten. Daraus ergeben sich unterschiedliche Ansichten und Fragen:
- Werden die beschriebenen Verhaltensweisen als Problem wahrgenommen, erkannt oder ernst genommen?
- Wie nimmt Frau Schmidt die beschriebenen Probleme wahr?
- Decken sich die Erwartungen der Klientin und des professionellen Umfelds?
- Welche Schwierigkeiten tauchen im Umgang mit dem Pflegepersonal auf?

Die Einstellung von Frau Schmidt zur Situation ist sehr unklar. In der Begutachtungsphase sollte sich der Therapeut daher folgende Fragen stellen:
- Was erwartet Frau Schmidt von der Ergotherapie?
- Was ist ihr wichtig?
- Welche Fähigkeiten sind vorhanden, damit diese Erwartungen erfüllt werden können?

Solche oder ähnliche Fragen können auch an die Klientin gerichtet werden, falls es ihr Zustand zulässt.

Frage 3:
Wer hat ein Problem mit der Situation?

Da die Klientin auf einer Pflegestation lebt, ist zu erwarten, dass das dort tätige Pflegepersonal eigene Erwartungen an die Ergotherapie stellen wird – auch wenn sie nicht formuliert werden. Daher erscheint es mir sinnvoll, das Pflegepersonal von Anfang an einzubeziehen, um etwaige Spannungsfelder zwischen Klientin und sozialem Umfeld im Vorfeld evaluieren und thematisieren und weitere Spannungen vermeiden zu können.

5.4.2
Auswahl der Methodik zur Statuserhebung

Weil die Klientin an seniler Demenz und Morbus Alzheimer erkrankt ist, plane ich die **Exploration** der Fragen 1 bis 3 mit Frau Schmidt nicht nur in Form von Gesprächen. Da das **sprachliche Ausdrucksvermögen** der Klientin voraussichtlich eingeschränkt ist, füge ich den geplanten Gesprächen **klinische Beobachtungen des Alltags** auf der Station als Evaluationsmethode hinzu. Durch sensible Interpretation dieser Beobachtungen lassen sich wichtige Informationen bezüglich der Bedürfnisse und Wünsche der Klientin gewinnen.

Die klinische Beobachtung von Alltagssituationen zeigt **Anforderungen der physischen Umwelt** (Pflegestation) an die Klientin und macht deutlich, wie sie diesen gewachsen ist. **Interaktionelle Anforderungen der sozialen Umwelt** (Professionelle und Mitbewohner) können so erkannt werden. Auch hier erweisen sich klinische Beobachtungen des Alltags als sinnvolle Informationsquelle. Die Beobachtungen können auch dem Pflegepersonal der Station wichtiges Feedback über seine Arbeit und den Umgang mit Frau Schmidt bieten.

Gleichzeitig bieten Alltagsbeobachtungen die Möglichkeit,
- bestehende **Ressourcen** und
- bereits gelungene **Lösungsstrategien**

zu erkennen.

Beim klientenzentrierten Arbeiten mit Menschen, die in ihrer verbalen Ausdrucksfähigkeit eingeschränkt sind, ist es notwendig, auf die Beobachtung **nonverbaler Signale** zurückzugreifen. Durch vorsichtige Interpretation gelangt man zu zusätzlichen Informationen über Wünsche und Bedürfnisse. Dann lassen sich die folgenden Fragen besser beantworten:
- Was möchte die Klientin?
- Was braucht die Klientin?

Beachte ▶ Die Interpretation nonverbaler Signale durch den Therapeuten ist noch subjektiver als die Interpretation eines Gesprächs mit der Klientin. Die Rückversicherung, ob das Beobachtete auch richtig verstanden wird, ist nur schwer möglich.

Ist ein Gespräch möglich, kann der Therapeut das Verstandene durch Nachfragen überprüfen. Ist die Klientin jedoch in ihrer sprachlichen Ausdrucksfähigkeit eingeschränkt, ist die Beobachtung neben der Befragung der nahen Bezugspersonen eine wichtige Informationsquelle.

5.4.3
Ergebnisse der modellgeleiteten Begutachtung

Frau Schmidts Handlungsperformanz in Zeit und Raum

Durch das traumatische Ereignis des Brandes, die Beziehungsabbrüche und die senile Demenz ist Frau Schmidt nicht mehr in ein **Zeit-Raum-Kontinuum** eingebettet. Dies führt zu einem Gefühl von Entwurzelung durch den Verlust der gewohnten Umgebung, alltäglicher Handlungen und Gegenstände, vertrauter Menschen und zum Fehlen der zeitlichen Strukturierung von Ereignissen in Vergangenheit und Gegenwart. Die Erinnerung an die „Handlungsgeschichte" ist bei Frau Schmidt nahezu ausgelöscht, sinnbildlich verbrannt.

Um einen Eindruck über die Handlungsgeschichte dieser Frau zu erhalten, ist es wichtig, ihr **Zeit und Raum für Gespräche** zu bieten, um viel über die frühere, die „im Leben stehende" Frau Schmidt zu erfahren. Inhalte, die verbal nicht erfasst werden, könnten durch Handlungsangebote erfahren werden – zum Beispiel könnten Angebote von Aktivitäten aus früher Zeit bei Frau Schmidt (Handlungs-)erinnerungen hervorrufen.

Eine weitere wichtige Informationsquelle ist die Tochter. Mit ihrer Hilfe lassen sich weitere Fragmente aus der Handlungsgeschichte finden. Aus ergotherapeutischer Sicht liegt der Fokus eines Gesprächs mit der Tochter nicht primär in der offenbar sehr problematischen Mutter-Tochter-Beziehung, sondern in der **Exploration der Handlungsgeschichte** von Frau Schmidt.

Die familiären Konflikte wären dann für die Ergotherapie relevant, wenn sie Auswirkungen auf die Handlungsperformanz der Klientin haben.

Beachte ▶ Der behandelnde Therapeut erhält durch das Gespräch mit nahen Bezugspersonen (hier: der Tochter) der Klientin die Möglichkeit, ein Gefühl für den handelnden Menschen (hier: Frau Schmidt) und dessen „occupational being" (Clark et al. 1996) zu entwickeln.

Kernelemente der Handlungsperformanz von Frau Schmidt

Die Kernelemente der Handlungsperformanz sind im vorliegenden Fall ein zentrales Konstrukt, das Frau Schmidts Handeln stark beeinflusst:
- ▶ Dem Kernelement **Körper** lassen sich die Schwerhörigkeit und die vorliegenden Krankheiten Senile Demenz und Morbus Alzheimer (Zerstörung von hirnorganischem Gewebe) zuordnen.
- ▶ Die Zerstörung von hirnorganischem Gewebe wirkt sich massiv auf das Kernelement **Geist** aus; es kommt zu Problemen im bewussten Intellekt.
- ▶ Die Depression und die auf der Station beschriebenen Ängste lassen sich dem Kernelement **Seele** zuordnen, wenn man die Depression als eine Reaktion auf die geschilderten jüngeren Lebensereignisse versteht.

Der in der **Anamnese** durch die Tochter und den Arzt geäußerte Verdacht auf eine Suchterkrankung bedarf auf Grund der unklaren und widersprüchlichen Fakten noch einer genaueren Abklärung.

Im vorliegenden Fall kommen die **Einschränkungen im Alltag** hauptsächlich durch die Beeinflussung der Kernelemente der Handlungsperformanz zustande. Sie wirken sich im Rahmen des Konstruktes Zeit sowohl in der Gegenwart als auch in der Zukunft auf die Handlungsperformanz aus. Wie wird sich Frau Schmidts Handlungsperformanz entwickeln, wenn es sich um eine progrediente senile Demenz und Morbus Alzheimer handelt? Der Zuwachs an Kompetenzen wird erschwert, wahrscheinlich verhindert. Auf Dauer wird es kaum möglich sein, selbst bestehende Fähigkeiten zu erhalten.

Die Kernelemente liefern wichtige Hinweise für die Formulierung der ergotherapeutischen **Ziele** und für die **Behandlungsplanung:**
- ▶ Welche Veränderungen kann die soziale Umwelt realistisch erwarten?
- ▶ Was führt zu Überforderung?
- ▶ Welches Vorgehen ist sinnvoll, und wo sind Grenzen erreicht?

Frau Schmidts Handlungsrollen

Auf der Ebene der Handlungsrollen exploriere ich die vergangenen, bestehenden und zukünftigen Handlungsrollen von Frau Schmidt **(Tabelle 5.3)** Im Gegensatz zu früher hat sich die Vielfalt der Handlungsrollen Frau Schmidts stark eingeschränkt, und manche bestehende Rollen, wie zum Beispiel die der Großmutter, kann sie nicht oder nur eingeschränkt leben.

Frau Schmidts zentrale und gegenwärtige Handlungsrolle zeigt sich als die einer Selbsterhaltenden, einer Frau, die sich um ihre **primären Grundbedürfnisse** kümmert. Diese Handlungsrolle bleibt als Einzige aus der

Tabelle 5.3 Handlungsrollen von Frau Schmidt im zeitlichen Kontinuum

Vergangene Handlungsrollen	Bestehende Handlungsrollen	Zukünftige Handlungsrollen
Mutter Selbsterhaltende Freundin Ehepartnerin Großmutter Reisende Erwerbstätige	Mutter (belastet) Selbsterhaltende (eingeschränkt) Großmutter (belastet)	Mutter (belastet) Selbsterhaltende Freundin Großmutter (belastet)

Tabelle 5.4 Veränderung der Handlungsabläufe innerhalb einer Handlungsrolle

	Handlungsrolle einer Selbsterhaltenden	
	In der Vergangenheit	Zum Zeitpunkt der Überweisung
Beispiele erforderlicher Handlungsabläufe	Haus versorgen Kochen Gartenarbeit Einkaufen Körperpflege	Vorgekochtes Essen erhalten Körperpflege nach Anleitung

Vergangenheit bestehen. Doch auch hier haben sich die **Handlungsabläufe**, die für die Rolleneinnahme erforderlich sind, stark in ihrer **Komplexität** und ihren **Anforderungen** reduziert **(Tabelle 5.4)**

Viele **Handlungsschritte** werden von anderen Personen ausgeführt. So stellt der Handlungsablauf Essen nicht mehr eine Vielfalt von Schritten wie planen, einkaufen und zubereiten dar, sondern hat sich nahezu auf einen

Handlungsschritt reduziert: die Mahlzeit zu sich nehmen.

Viele Handlungsrollen im Alltag kann Frau Schmidt entweder nicht mehr übernehmen, oder sie sind von außen massiv verändert. Die Rolle als Mutter beispielsweise ist emotional stark belastet, die Rolle als Freundin gar nicht mehr existent.

Frau Schmidts Handlungsrollen sind derartig reduziert, dass die laufende Ergotherapie eine zentrale Stellung im therapeutischen Alltag einnimmt, indem sie **neue Handlungsrollen** anbietet. Im Rahmen der Therapie kann sich Frau Schmidt erstmals wieder in verschiedenen Handlungsrollen erleben:

▶ als Gruppenteilnehmerin und
▶ als (situations-)gestaltender Mensch in der Einzeltherapie.

Beachte ▶ Die Ergotherapie stellt ein Experimentierfeld für Frau Schmidt dar, in dem sie sich erstmals wieder in neuen Handlungsrollen mit neuen oder wieder entdeckten Handlungsabläufen erleben kann.

Frau Schmidts Rollenpartner

Die in der Monografie beschriebene Theorie des Occupational Performance Model (Australia) wurde 1998 von den Autorinnen um den Begriff **Rollenpartner** (role partners) erweitert (Chapparo u. Ranka 1998b). Mit diesem Begriff unterstreichen Chapparo und Ranka, dass Handlungsrollen immer im Dialog mit anderen Menschen ausgeübt werden, den so genannten Rollenpartnern. Im Alltag von Frau Schmidt ist dies vorwiegend das Pflegepersonal **(Abb. 5.7)** Mitpatientinnen auf der Station stehen ebenfalls als Rollenpartner zu Verfügung, Kontakte finden jedoch nicht statt. Die Tochter fällt auf Grund der innerfamiliären Probleme derzeit als Rollenpartnerin aus.

Es ist ganz wichtig, das **Pflegepersonal** als Rollenpartner der Klientin sowohl in die **Begutachtungsphase** als auch in die **Therapie** einzubeziehen.

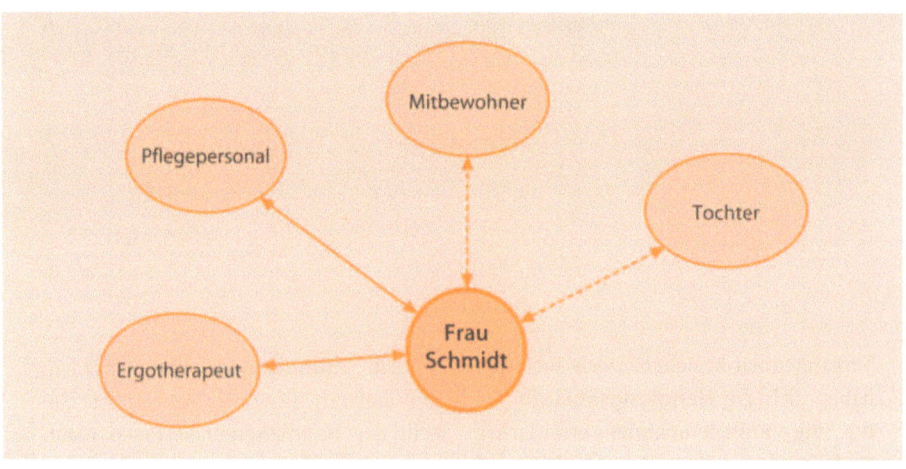

Abb. 5.7 Die Rollenpartner von Frau Schmidt

Folgende Fragen sind mit dem Pflegepersonal zu klären:
- Welche Handlungsrollen hat Frau Schmidt aus Sicht des Pflegepersonals im Alltag der Station?
- Wie kompetent sehen sie Frau Schmidt in diesen Rollen?
- Wie sieht der Alltag für Frau Schmidt auf der Station aus?
- Wo kommt es zu Überforderungen?
- Wo existiert Unterforderung?
- Lassen sich aus Sicht des Pflegepersonals bestehende Rollen an die Bedürfnisse der Klientin anpassen?
- Wie lassen sich Rollen in ihrer Komplexität verändern?
- Erlebt das Pflegepersonal Frau Schmidt als zufrieden mit dem, was sie tut und was sie kann?
- Wie ist die Einstellung des Pflegepersonals zur Selbständigkeit der Patientin?
- Wird vermehrte Selbständigkeit der Patientin eher als störend für den Stationsablauf empfunden?

Sind Gespräche mit Frau Schmidt möglich, ist es notwendig, diese mit den Ergebnissen der Gespräche mit den Rollenpartnern zu vergleichen. Günstig wäre, sofern es die verbale Ausdrucksfähigkeit der Klientin zulässt, ergänzend gemeinsame Gespräche mit Frau Schmidt und dem Pflegepersonal zu führen.

Beachte ▶ Gespräche mit Rollenpartnern (hier: Pflegepersonal) und ggf. der Klientin sollten sowohl in der Begutachtungsphase als auch als Verlaufsgespräche therapiebegleitend stattfinden.

Ergotherapie ist im Fall Frau Schmidt nur sinnvoll, wenn das Pflegepersonal intensiv in die Therapie einbezogen wird. Nur so kann vermieden werden, dass mit Frau Schmidt in der Einzeltherapie neue **Handlungsmöglichkeiten** erarbeitet werden, die dann jedoch aufgrund der **Umweltbedingungen** auf der Station einfach nicht durchführbar sind (passt nicht in den Ablauf, keine Zeit, ...).

Um die Nähe zum Alltag der Station zu gewährleisten, sind regelmäßige Besprechungen sowohl zwischen den Therapeuten als auch zwischen Therapeuten und Pflegepersonal unerlässlich. In diesen Besprechungen können mögliche Ziele für die Therapie formuliert werden, die auch auf der Station umsetzbar sind.

Das Pflegepersonal ist in diesem Fall der primäre Rollenpartner, mit ihm steht und fällt das gesamte Behandlungskonzept, solange Frau Schmidt auf der Pflegestation lebt.

Komponenten der Handlungsperformanz

Zum Bereich Komponenten der Handlungsperformanz gibt es aus den bisherigen Berichten wenig Information. Die geschilderte Situation legt es nahe, vor allem die **kognitive,** die **intra-** und die **interpersonelle Komponente** der Handlungsperformanz zu explorieren. Als **Begutachtungsinstrumente** können hier die üblichen ergotherapeutischen Verfahren verwendet werden (Habermann u. Kolster 1999, Smith 1993, Kubny-Lüke 1999).

Für eine ausführliche Exploration der kognitiven Komponente der Handlungsperformanz haben Chapparo u.

Ranka (1997c) auf der Grundlage des Occupational Performance Model (Australia) das **Perceive, Recall, Plan and Performance System of Task Analysis PRPP** entwickelt (Abb. 5.8) Dabei handelt es sich um ein Begutachtungsinstrument zur Analyse der Alltagssituationen, die für einen Klienten relevant sind. Mithilfe des PRPP lassen sich kognitive Probleme in der **Aufgabendurchführung** und im **Informationsverarbeitungsprozess** feststellen (Chapparo u. Ranka 1998a).

- In einem ersten Schritt erfolgt die Analyse der zu beobachtenden Aufgabe: Welche Teilschritte sind für die Aufgabe erforderlich?
- In einem zweiten Schritt wird anhand vier verschiedener Quadranten analysiert, ob Probleme in der Wahrnehmung (perceive), beim Abrufen vorhandener Schemata (recall), Planungsfehler in der Aufgabendurchführung (plan) oder Probleme bei der tatsächlichen Ausführung (performance) auftreten (Holzer 1998; Jurkowitsch et al. 1998).

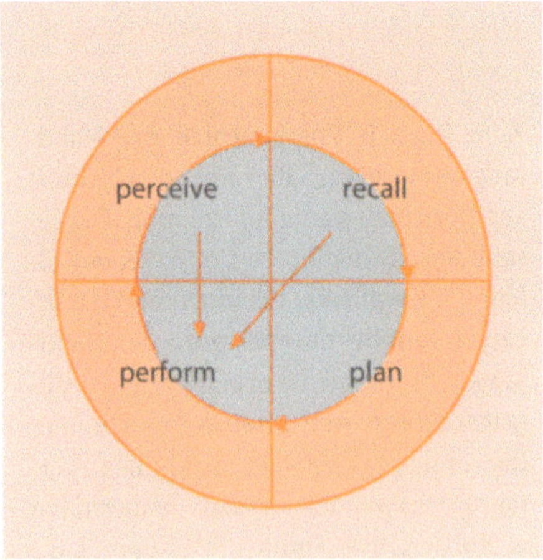

Beachte ▶ Mit dem PRPP System of Task Analysis können Handlungen, die von der Klientin oder vom sozialen Handlungsumfeld als wichtig empfunden werden, analysiert und kognitive Ursachen für Probleme im Handeln erkannt werden.

Bei Frau Schmidt bieten sich für die Analyse mit dem PRPP Selbsterhaltungshandlungen auf der Station wie Essen, Anziehen, Körperhygiene, oder Aktivitäten an, die sie im Rahmen der Behandlung durch die Ergotherapie-Kollegin bereits kennen gelernt hat (z. B. das Seidenmalen). In Abschn. 5.5.2 und 5.5.3 werden Beispiele für analysierte Alltagshandlungen und deren Anpassung an die Fähigkeiten von Frau Schmidt dargestellt.

5.4.4 Zusammenfassung der Evaluationsergebnisse

Folgende Problembereiche der Handlungsperformanz können in der ergotherapeutischen Begutachtung erhoben werden:
- Beeinträchtigung der Kernelemente der Handlungsperformanz durch die Erkrankungen.
- Starke Reduktion der Anzahl der Handlungsrollen durch die veränderte Lebenssituation.
- Reduktion der Komplexität der Handlungsabläufe in den bestehenden Handlungsrollen durch die veränderte Lebenssituation.

Abb. 5.8 Aufbau des Perceive, Recall, Plan and Performance System of Task Analysis (PRPP). (Aus Chapparo u. Ranka 1998)

- Veränderung der Rollenpartner innerhalb der noch verbliebenen Handlungsrollen.
- Einschränkung in den Komponenten der Handlungsperformanz, vor allem kognitive, intra- und interpersonelle Komponente.
- Ungewohnte Umweltsituation, sowohl sozial als auch physisch.
- Nahezu vollständige Loslösung der Klientin aus ihrem Zeit-Raum-Kontinuum.

Zusammenfassend kann gesagt werden, dass die Kombination aus der traumatischen Veränderung der Lebensumstände in allen Bereichen und den Belastungen in den fundamentalen Elementen des menschlichen Seins – dem Körper, dem Geist und der Seele – die Handlungsperformanz deutlich einschränkt. Nur das therapeutische Einwirken auf alle Faktoren und eine Wiederverankerung der Klientin in Zeit und Raum können eine Verbesserung des Handelns bewirken.

5.5 Zielformulierung mit dem OPMA

5.5.1 Vorhandene Ressourcen und Defizite bei der Zielformulierung berücksichtigen

Aufgrund der progredienten Erkrankung setze ich das Ziel der ergotherapeutischen Intervention nicht primär auf das Aufbauen neuer, sondern auf die Unterstützung und die Erhaltung bestehender Handlungsrollen und Handlungsabläufe. Die Unterstützung kann erfolgen, indem

- die Komplexität der Handlungsabläufe innerhalb einer Handlungsrolle verringert wird,
- die Komplexität der Handlungsschritte innerhalb eines Handlungsablaufes verringert wird,
- bei einem problematischen Handlungsschritt innerhalb eines Handlungsablaufes eine Hilfsperson bereitgestellt wird oder
- die sensorische und physikalische Umwelt adaptiert wird.

In den Handlungsbereichen, in denen bei Frau Schmidt eine **Unterforderungssituation** besteht, können die Anforderungen erhöht werden, indem
- das Handlungsrollenangebot erweitert wird,
- die Komplexität der Handlungsabläufe in einer Handlungsrolle erhöht wird oder
- die Komplexität der Handlungsschritte in einem Handlungsablauf erhöht wird.

Durch die an die vorhandenen Fähigkeiten angepasste Reduzierung oder Steigerung der Komplexität der Anforderungen im Alltag erlebt Frau Schmidt mehr Befriedigung in ihrem Handeln. Sie kann sich so wieder als kompetent handelnde Person erleben (Sein-Dimension des Handelns). Die Erkenntnisse aus den Alltagsbeobachtungen liefern gezielte Informationen, welche Ressourcen genutzt werden können, um Frau Schmidt in ihrer Handlungsperformanz zu unterstützen.

Die Ergebnisse aus der Analyse mit dem PRPP System ermöglichen es dem Therapeuten, genau zu erkennen, in welchem Teilschritt der Handlung die

Klientin Unterstützung braucht. In den regelmäßigen Gesprächen mit dem Pflegepersonal kann der Ergotherapeut wichtige Hilfestellungen für die gezielte Unterstützung im Alltag geben.

Akustische, visuelle und **olfaktorische Reize** können als Signale eingesetzt werden, mit deren Hilfe sich Frau Schmidt besser orientieren und unterbrochene Handlungsabläufe fortsetzen kann. Die stationäre Umwelt wird so umgestaltet, dass sie Frau Schmidt die nötige Sicherheit bietet, um ihre ständige Angst und Unruhe zu reduzieren. So wird mehr Selbständigkeit im Alltag möglich.

5.5.2
Beispiel:
Einen als Problem empfundenen Handlungsablauf modifizieren

Bei der **Evaluation** hat sich ein problematischer Handlungsablauf in der Handlungsrolle einer Selbsterhaltenden ergeben: das Anziehen der Kleidung vor dem Frühstück.

Frau Schmidt ist sichtlich irritiert darüber, dass sie morgens ihre Kleider nicht finden kann. Sie bewegt sich unruhig im Zimmer auf und ab. Schließlich wird sie – aufgelöst im Nachtgewand herumirrend – öfter vom Pflegepersonal auf dem Gang der Station aufgefunden. Das Pflegepersonal reagiert durchwegs ärgerlich über diese sich wiederholenden Ereignisse. Frau Schmidt wird meistens angezogen, damit es nicht noch zu weiteren Verzögerungen im Stationsalltag kommt.

Als **therapeutisches Ziel** wird gemeinsam mit Frau Schmidt formuliert: sich morgens wieder möglichst selbständig anziehen zu können. Bei der **Begutachtung** zeigt sich, dass ein Problem in der **kognitiven Komponente** der Handlungsfähigkeit besteht, das es für Frau Schmidt unmöglich macht, den Handlungsablauf „Anziehen der Kleidung" durchzuführen. Die Klientin kann zwar sehr wohl in einer Einzelstunde mit dem Therapeuten die vor ihr liegenden Kleidungsstücke anziehen; es gelingt ihr aber nicht ohne Unterstützung, die Kleider im Schrank zu finden. Mit dem Pflegepersonal werden mögliche Lösungsansätze für die erfolgreiche Absolvierung dieses Handlungsablaufes erarbeitet **(Tabelle 5.5)**

Eine Möglichkeit besteht darin, dass das zuständige Pflegepersonal für Frau Schmidt die Kleider bereit legt. Sofern es der Zustand der Klientin erlaubt, kann das Aussuchen der Kleidungsstücke auch gemeinsam erfolgen. Damit erlebt Frau Schmidt mehr Kontrolle über ihr Handeln: „Ich weiß zwar nicht, wo meine Kleidung ist, aber ich entscheide, was ich trage" (**Wissen-Dimension** des Handelns) „und kann meine Kleidung auch selber anziehen" (**Tun-Dimension** des Handelns). Frau Schmidt erfährt damit einen deutlichen Zuwachs an emotioneller Zufriedenheit in ihrem Handeln (**Sein-Dimension** des Handelns).

Eine andere Möglichkeit besteht darin, die Türen des Kleiderschranks zu entfernen, um das Auffinden der Kleidung zu erleichtern. Denn möglicherweise reichen Frau Schmidts vorhandene Lösungsstrategien und Taktiken aus, um die Kleidung herauszusuchen, aber die Demenz und die visuell-kognitiven Probleme könnten den Zusammenhang „hinter dieser Tür befindet sich meine

Tabelle 5.5 Zielformulierung am Beispiel des Handlungsablaufes „Anziehen"

Als Problem empfundener Handlungsablauf	Identifizierte Ursache	Mögliche Modifikation des Handlungsablaufes
Frau Schmidt kann sich morgens nicht anziehen	Frau Schmidt findet auf Grund ihrer visuell-kognitiven Probleme die Kleidungsstücke nicht	Pflegepersonal legt Kleidung morgens am Bett bereit. Schranktüren werden entfernt. Pflegepersonal gibt verbale Hilfestellungen während der Handlung (bei vorhandenem Sprachverständnis)

Kleidung" verhindern. Auch hier zeigt sich, wie wichtig es ist, Lösungen mit der Station abzustimmen.

5.5.3
Beispiel:
Die Komplexität eines bestehenden Handlungsablaufes steigern

Im **Begutachtungsprozess** konnte eine **Unterforderungssituation** in der Handlungsperformanz festgestellt werden: die Situation des Mittagessens.

Wenn das Essen auf die Station gebracht wird, steht Frau Schmidt bereits bei der Tür und geht unruhig vor dem Essenswagen auf und ab, bis das Tablett endlich auf ihren Tisch gestellt wird. Um den Stationsablauf zu beschleunigen, deckt das Pflegepersonal die mit Warmhaltedeckeln verschlossenen Speisen ab und reicht das Besteck dazu. Später wird das leere Geschirr wieder weggebracht. Frau Schmidts einzige Tätigkeit besteht im Essen der gebrachten Speisen. Versuche von Frau Schmidt „mitzuhelfen" führen eher zu Verzögerungen für das Personal, das versucht, sie davon abzuhalten.

In Zusammenarbeit mit dem Pflegepersonal können in diesem Handlungsablauf verschiedene Neuerungen für den Alltag der Klientin eingebracht werden **(Tabelle 5.6)**

Weil sich die Struktur von Raum und Zeit im Rahmen dieses Ablaufes kaum verändert (jeden Tag um dieselbe Zeit, gleich bleibende Abläufe) kann Frau Schmidt im Handlungsablauf „Mittagessen" mehr Selbständigkeit dazugewinnen als in anderen Bereichen. Die Kontinuität gibt ihr genügend Sicherheit für Neues.

Das Geräusch des Essenswagens wird für Frau Schmidt zum akustischen Signal, in die Küche der Station zu gehen,

Tabelle 5.6 Veränderung der Komplexität des Handlungsablaufes Mittagessen

Handlungsablauf Mittagessen im eigenen Haus	Handlungsablauf Mittagessen auf der Station	Mögliche Modifikation auf der Station
Mahlzeit planen		
Nahrungsmittel einkaufen		
Besteck bereit legen	Erhält Besteck	Besteck aus Küche holen
Essen zubereiten	Mahlzeit wird auf Tisch gestellt	Essenstablett selber holen
	Warmhaltedeckel werden von Tellern entfernt	Speisen selber abdecken
Nahrung zu sich nehmen	Nahrung zu sich nehmen	
Geschirr abräumen	Geschirr wird abgeräumt	Tablett selber zurücktragen
Geschirr abwaschen		

um sich ihr Besteck zu holen. Um Frau Schmidt dabei zu helfen, das Besteck zu finden, stellt das Pflegepersonal kurz vor Beginn der Essensverteilung die Tasse mit dem Besteck von der Lade auf die Anrichte. Dort kann es Frau Schmidt leichter finden. Durch die Anwesenheit des Pflegepersonals gelingt es Frau Schmidt, das Tablett selbständig vom Wagen abzuholen und wieder zurückzubringen. Gelegentliche verbale Hilfestellungen durch die Rollenpartner (das Stationspersonal) reichen aus, um Unterbrechungen in der Handlungsausführung zu vermeiden.

Die anfänglichen Bedenken, ob die abgedeckten Speisen durch die visuell-kognitiven Probleme ähnlich wie bei der Schranktür ein Hindernis darstellen könnten, erweisen sich als unbegründet, da das Essen genügend olfaktorische Reize bietet, dass Frau Schmidt den Zusammenhang „darunter ist mein Essen" herstellen kann.

5.5.4
Verankerung in Zeit und Raum durch Veränderung der Umweltkomponenten

Alle genannten Maßnahmen sind Bestandteil des wichtigsten Anliegens der ergotherapeutischen Behandlung: Der handelnde Mensch Frau Schmidt soll wieder in ein stabiles Gefüge von Zeit und Raum eingebettet werden.

Die Verringerung der Komplexität bei überfordernden Handlungsabläufen, das Bereitstellen einer Hilfsperson in problematischen Handlungsabläufen und die Hilfestellungen durch Adaptierung der sensorischen und physikalischen Umwelt bewirken, dass Frau Schmidt sich wieder besser in Zeit und Raum orientieren kann und sich in ihrem Lebensumfeld wieder als kompetenter handelnd erlebt. Je besser diese Orientierung ist, desto weniger fühlt sich Frau Schmidt ihrer Umwelt ausgeliefert, desto geringer wird ihre Angst und Unruhe.

Frau Schmidt kann nicht geheilt werden, aber die Menschen in ihrer Umgebung können helfen, dass sie ihr Leben in größtmöglicher Selbstbestimmung und in Würde bis zum Ende leben kann.

5.6 Literatur

Arbeitskreis Modelle & Theorie Wien (1998) Das Occupational Performance Model (Australia) – Eine Beschreibung der Konstrukte und Struktur. Deutsche Übersetzung von Chapparo C, Ranka J (1997) The Occupational Performance Model (Australia): A description of constructs and structure. In: Chapparo C, Ranka J (Hrsg) OPM Occupational Performance Model (Australia). Occupational Performance Network, Lidcombe, S 1–23. Unveröffentlichte Kursunterlagen, Wien

Chapparo C (1996) Using an Occupational Performance Model in practice. Unveröffentlichte Kursunterlagen, erster österreichischer Ergotherapiekongress, Wien

Chapparo C, Ranka J (1997a) The Occupational Performance Model (Australia): A description of constructs and structure. In: Chapparo C, Ranka J (Hrsg) OPM Occupational Performance Model (Australia). Occupational Performance Network, Lidcombe, S 1–23

Chapparo C, Ranka J (1997b) Towards a model of occupational performance: Model development. In: Chapparo C, Ranka J (Hrsg) OPM Occupational Performance Model (Australia). Occupational Performance Network, Lidcombe, S 24–44

Chapparo C, Ranka J (1997c) Das Perceive: Recall: Plan: Perform (PRPP) System of task analysis. In: Chapparo C, Ranka J (Hrsg) OPM Occupational Performance Model (Australia). Occupational Performance Network, Lidcombe, S 189–204

Chapparo C, Ranka J (1997d) (Hrsg) OPM Occupational Performance Model (Australia). Occupational Performance Network, Lidcombe

Chapparo C, Ranka J (1998a) Das PRPP System of task analysis. Unveröffentlichte Kursunterlagen, Wien

Chapparo C, Ranka J (1998b) Das Occupational Performance Model (Australia). Unveröffentlichte Kursunterlagen, Wien

Clark F, Larson Ennevor B, Richardson PL (1996) A grounded theory of techniques for occupational storytelling and occupational story making. In: Zemke R, Clark F (Hrsg) Occupational Science: the evolving discipline. F.A. Davis, Philadelphia, S 373–392

Haberman C, Kolster F (1999) Neuropsychologische Verfahren. In: Scheepers C, Steding-Albrecht U, Jehn P (Hrsg) Vom Behandeln zum Handeln. Thieme, Stuttgart, S 248–269

Holzer E (1998) Handlungskompetenz im Alltag. Fachzeitschrift des Verbandes der Diplomierten ErgotherapeutInnen Österreichs 1: 24–27

Jerosch-Herold C, Marotzki U, Hack BM, Weber P (1999) Einführende Überlegungen. In: Jerosch-Herold C, Marotzki U, Hack BM, Weber P (Hrsg) Konzeptionelle Modelle für die ergotherapeutische Praxis. Springer, Berlin, XIX–XXX

Jurkowitsch A, Ranka J, Chapparo C (1998) Befundung von Handlungskompetenz durch Analyse von Aktivitäten. Fachzeitschrift des Verbandes der Diplomierten ErgotherapeutInnen Österreichs 5: 32–35

Kubny-Lüke B (1999) Diagnostische Erhebungen. In: Scheepers C, Steding-Albrecht U, Jehn P (Hrsg) Vom Behandeln zum Handeln. Thieme, Stuttgart, S 318–325

Padevit U (1998) Occupational Performance Model (Australia). Fachzeitschrift des Verbandes der Diplomierten ErgotherapeutInnen Österreichs 1: 20–23

Smith HD (1993) Assessment and evaluation: an overview. In: Hopkins HL, Smith HD (Hrsg) Willard and Spackman's Occupational Therapy. J.B. Lippincott, Philadelphia, S 169–191

Stadler-Grillmaier J (2000) Mein Leben als Mutter aus der Sicht des Occupational Performance Model (Australia). Fachzeitschrift des Verbandes der Diplomierten ErgotherapeutInnen Österreichs 1: 20–27

Weigl R (1997) Occupational Performance Model. Der Einsatz in der Praxis: Entwickeln von Therapiezielen für ein Kind mit akuten Brandverletzungen und seine Mutter. Fachzeitschrift des Verbandes der Diplomierten ErgotherapeutInnen Österreichs 4: 34–40

ist/sich handlungsfähig erlebt oder nicht.

Aus Sicht des Occupational Performance Model (Australia) stellt sich jedoch immer die Frage, wie sich die Diagnose auf die individuelle Handlungsperformanz des Klienten auswirkt. Menschen können trotz einer medizinischen Diagnose sehr handlungsfähig sein und sich auch so empfinden. Andererseits ist das Empfinden von Handlungsunfähigkeit nicht an das Vorhandensein einer Diagnose gekoppelt.

Beachte ▶ **Eine Diagnose ist stets auf ihre Alltagsrelevanz zu überprüfen. Um ein umfassendes Bild der Handlungsperformanz zu erhalten, sollte man auch Problembereiche außerhalb des zu erwartenden Störungsbildes erfassen.**

Exkurs:
Medizinische Diagnose und Handlungsperformanz

Es besteht kein kausaler Zusammenhang zwischen einer vorhandenen medizinischen Diagnose und der daraus resultierenden Handlungsperformanz. Eine Diagnose hat häufig nichts damit zu tun, ob ein Klient handlungsfähig

6 Das Model of Human Occupation (MOHO)

CHRISTIANE MENTRUP

Inhaltsverzeichnis

6.1 Grundverständnis der Person mit Fähigkeiten und Defiziten (grundlegende Fragen) 80
6.1.1 Kurze Einführung in das Model of Human Occupation 80
6.1.2 Harte Daten und Diagnose im Fallbeispiel Frau Schmidt 81
6.1.3 Subsystem Volition 83
6.1.4 Subsystem Habituation 88
6.1.5 Subsystem Performanz 90
6.1.6 Umwelt 92

6.2 Gestaltung des Therapiebeginns und Planung des ergotherapeutischen Vorgehens 93
6.2.1 Kontaktaufnahme 94
6.2.2 Stärkung der Volition 94
6.2.3 Übernahme hauswirtschaftlicher Aufgaben 94
6.2.4 Festigung der Habituation 94
6.2.5 Einbeziehen der Tochter 94
6.2.6 Familientherapeutische Intervention 94
6.2.7 Unterstützende Psychotherapie 95
6.2.8 Therapeutische Grundsätze 95

6.3	**Mittel zur Befunderhebung**	95
6.3.1	Volition	95
6.3.2	Habituation	97
6.3.3	Performanz	98
6.4	**Mittel und Medien zum Einsatz in der Therapie**	98
6.5	**Zielfindung in der Therapie**	98
6.5.1	Aktuelle Therapie	98
6.5.2	Mögliche Zielsetzungen (Auswahl)	99
6.6	**Grundlegende Fragen aus der Perspektive des Modells an den beschriebenen Kontext**	100
6.6.1	Therapieangebot	100
6.6.2	Organisation	101
6.6.3	Bewohnerorientierung	101
6.7	**Persönliche Erfahrungen**	101
6.8	**Literatur**	102

6.1 Grundverständnis der Person mit Fähigkeiten und Defiziten (grundlegende Fragen)

6.1.1 Kurze Einführung in das Model of Human Occupation

Das von dem Chicagoer Ergotherapeuten und Hochschullehrer Gary Kielhofner und seinen Kollegen entworfene Model of Human Occupation (Modell menschlicher Betätigung) wurde spezifisch für die Ergotherapie entwickelt.[1]

Entsprechend steht im Zentrum dieses **Praxismodells** das menschliche Handeln, im Folgenden als Betätigung bezeichnet.

Um **menschliche Betätigung** in ihrer Funktionsfähigkeit und auch **Dysfunktion** zu begreifen, hat Gary Kielhofner (1995) das System Mensch in drei sog. **Subsysteme** unterteilt. Auf diese Art sollen die Motivation zur Betätigung, die Habituation[2] und die Durchführung von Betätigung erklärt werden. Die einzelnen Subsysteme sind durch Unterpunkte weiter untergliedert:

---

[1] Zur Vertiefung des theoretischen Wissens eignet sich neben anderen Quellen der Artikel „Das Model of Human Occupation: Eine Übersicht zu den grundlegenden Konzepten und zur Anwendung" (Kielhofner et al. 1999, S. 49–82).

[2] Die Habituation ist eine innere Struktur von Informationen, die das System dazu bewegt, sich wiederholende Verhaltensmuster zu zeigen.

- **Subsystem Volition:** Motivation zur Betätigung
  - Interessen
  - Selbstbild
  - Werte
- **Subsystem Habituation:** Habituation von Betätigung
  - Gewohnheiten
  - Rollen
- **Subsystem Performanz:** Durchführung von Betätigung
  - Motorische Fertigkeiten
  - Prozesshafte Fertigkeiten
  - Kommunikations- und Interaktionsfertigkeiten.

Ein weiterer wichtiger Faktor zur Erklärung von Betätigung ist nach dem Model of Human Occupation (MOHO) die **Umwelt**. Sie umgibt den tätigen Menschen und wird unterteilt in dessen
- soziale Umwelt und
- räumliche Umwelt.

6.1.2
Harte Daten und Diagnose im Fallbeispiel Frau Schmidt

Harte Daten

Betrachten wir die vorhandenen harten Daten zum Fallbeispiel, stellt sich heraus, dass nur relativ wenig Informationen über die Klientin vorliegen. Wir wissen, dass es sich um **eine 83-jährige, kleine und bewegliche Person** handelt. Weiterhin existieren aus unterschiedlichen Quellen anamnestische Daten mit dem Schwerpunkt **Wohnsituation**. In Tabelle 6.1 sind diese Daten zusammengefasst.

Diagnose

Die medizinische Diagnose von Frau Schmidt ist unklar, hat sich möglicherweise im Verlauf der Behandlung mehrfach verändert und scheint je nach Quelle zu variieren.

Aus diesem Grund könnte man zunächst einmal die Diagnose hinterfragen und weitere Schritte im Team initiieren, um offene Fragen zu klären. Möglich scheint auf den ersten Blick, dass eine Demenz, eine neurotische Pseudodemenz oder eine reversible Demenz vorliegt; in Frage kommen auch ein Morbus Alzheimer, eine depressive Erkrankung, ein Alkoholabusus, eine Schwerhörigkeit und verschiedenste Kombinationen dessen. Sicher würde auch die ergotherapeutische Arbeit von der Abklärung der Diagnose profitieren.

Wesentlicher scheint es aber, dass wir andere, ergotherapeutisch spezifische Daten erheben. Sich primär der diagnostischen Frage zu widmen, bedeutet – wie bereits in diesem Fallbeispiel geschehen –, sich vor allem am reduktionistischen Ansatz des medizinischen Modells zu orientieren. Im Sinne des Model of Human Occupation sollte jedoch ein anderer, ein **systemtheoretischer, ergotherapeutisch spezifischer Ansatz** gewählt werden.

Somit steht die individuelle Betätigungsfunktion von Frau Schmidt im Zentrum dieser Betrachtung. Dabei ergeben sich sehr viele Unklarheiten. Obwohl Frau Schmidt bereits seit zwei Jahren auf der Dementenstation lebt, scheint niemand einen wirklich engen Kontakt zu ihr geknüpft zu haben; niemand kennt sie gut, und sie scheint sich von ihrem Umfeld nicht verstanden, sondern eher bedroht zu fühlen.

Tabelle 6.1 Anamnestische Daten

Zeit	Ereignisse in Frau Schmidts Leben
60er Jahre–1976	Lebt mit Ehemann im eigenen Haus (Quelle: Frau Schmidt).
ca. 1973	Auszug der Tochter aus dem Elternhaus, kehrt einmal für 6 Monate mit dem Kind zurück (Quelle: Frau Schmidt).
1976–1997	Wohnt allein im eigenen Haus (Quelle: Frau Schmidt).
Mitte 80er Jahre	Zunehmender Alkoholkonsum (Quelle: Tochter).
	Wird verwirrt in der Nachbarschaft aufgefunden (Quelle: Tochter).
	Zunehmende Vergesslichkeit; versäumt es z.T., die Herdplatten abzustellen, vermutlich alkoholbedingt (Quelle: Tochter).
	Keine Einsicht in die Notwendigkeit, die Wohnsituation zu verändern (Quelle: Tochter).
1997	Abbrennen des Hauses, Ursachen ungeklärt, evtl. bedingt durch Alkoholeinfluss, aber keine eindeutigen Hinweise, Rettung durch Nachbarn (Quelle: Tochter).
	Freiwillige Einlieferung in ein Allgemeinkrankenhaus mit Zustand nach Rauchvergiftung, keine Entzugserscheinungen, kein auffälliger Umgang mit Alkohol oder Medikamenten (Quelle: zuständiger Arzt).
	Rechtliches Betreuungsverhältnis (Quelle: zuständiger Arzt).
1997–heute	Einzelzimmer auf Dementenstation eines Seniorenpflegeheimes; Aufnahme wahrscheinlich unfreiwillig (Quelle: Stationsakte).

In dieser Einrichtung ist Frau Schmidt bisher ein Schatten, eine Kontur, die es mit Inhalt zu füllen gilt. Aus diesem Grund soll nun das **Betätigungsverhalten** der Klientin näher betrachtet werden. Die Analyse erfolgt anhand bestimmter **Leitfragen** des Model of Human Occupation:

▶ Was motiviert/e Frau Schmidt dazu, sich zu betätigen?
▶ Welche Betätigungsgewohnheiten bildet/e die Klientin in Vergangenheit und Gegenwart aus?
▶ Über welche Fähigkeiten verfügt/e sie, die für ihre Betätigungen relevant sind?
▶ In wie weit fordern/unterstützen die soziale und die räumliche Umwelt die Betätigungen von Frau Schmidt?

Diese beispielhaften Fragen bilden eine Grundlage für die weitere Befunderhebung und die Interventionen.

6.1.3
Subsystem Volition

Beachte ▶ Kielhofner geht davon aus, dass der Mensch über ein intrinsisches Bedürfnis zum Handeln verfügt. Diese Motivation wird zum einen beeinflusst durch das **Selbstbild**, die **Interessen**, die **Werte** und **Erfahrungen** im Bereich Betätigung und zum anderen durch die persönliche **Lebensgeschichte** eines Individuums.

Selbstbild

Beachte ▶ Unsere Erfahrung lehrt uns, welche Fähigkeiten uns zur Verfügung stehen, welche Stärken und Schwächen uns ausmachen. Dies macht uns sicher/unsicher in Bezug auf unsere körperlichen, intellektuellen und zwischenmenschlichen Fähigkeiten. Wir entwickeln ein Gefühl dafür, welchen Einfluss wir auf unsere Umwelt, unser Leben ausüben können.

Beachte ▶ Menschen mit einer erworbenen **Funktionseinschränkung** müssen sich mit der Tatsache auseinandersetzen, dass alte Fähigkeiten nicht mehr verfügbar sind. Sie entwickeln daraufhin ein Gefühl von Scham, Angst oder Versagen. Das führt häufig zu einem verstärkten Rückzug.

Zum **Selbstbild** der Klientin liegen uns aus unterschiedlichen Quellen die folgenden Informationen vor:
▶ gab unfreiwillig das selbständige Leben auf,
▶ schämt sich möglicherweise wegen ihres Alkoholkonsums in der Vergangenheit,
▶ erlebte den Verlust des hart erarbeiteten Hauses,
▶ setzt sich möglicherweise mit inneren Konflikten in Bezug auf den
▶ Hausbrand auseinander,
hegt evtl. Versagens- und Schuldgefühle gegenüber Tochter und Enkelkind,
▶ kompensiert möglicherweise wahrgenommene Einschränkungen dadurch, dass sie Unsicherheiten überspielt und erfundene Erlebnisse als selbst erlebt darstellt,
▶ verfügt möglicherweise über ein reduziertes Selbstwertgefühl,
▶ wirkt aufgrund ihres Verhaltens (Dösen in Bett und Sessel) resigniert,
▶ nimmt möglicherweise eigene Stärken in den Bereichen Gartenarbeit und Haushaltsführung wahr.

Es ist unschwer zu erkennen, dass bei Frau Schmidt zurzeit wahrscheinlich ein negatives Selbstbild vorherrscht. Daraus könnte sich die zu beobachtende Passivität entwickelt haben oder auch eine mögliche Depression ausgelöst worden sein. Um dies genauer zu erforschen, bieten sich zum Zweck der weiteren Datensammlung die folgenden **Leitfragen** an:
▶ Wie sieht die Klientin sich selbst?
▶ In welchen Betätigungsbereichen fühlt sie sich besonders fähig/unfähig?

- Wie kompensiert die Klientin mögliche Einschränkungen?
- Wann fühlt sich Frau Schmidt ermutigt/frustriert?
- Hat die neue Lebenssituation im Pflegeheim ihr Selbstbild verändert?
- Gibt es eine Diskrepanz zwischen Selbst- und Fremdeinschätzung der Fertigkeiten der Klientin?
- Übernimmt sie ausreichend Verantwortung für das eigene Leben?

Volitionsnarrativ
Die Berücksichtigung der persönlichen **Lebensgeschichte** im Subsystem Volition, **Volitionsnarrativ** genannt, gehört zu den aktuellsten Entwicklungen des Model of Human Occupation. Es bietet dem Menschen die Möglichkeit, die persönliche Vergangenheit, Gegenwart und Zukunft als **Erzählung** zu einem zusammenhängenden Ganzen werden zu lassen.

Beachte ▶ Narrative sind die persönlichen Lebensgeschichten von Menschen, aus ihrer subjektiven Sicht heraus erzählt. „Für Menschen ist es etwas natürliches, den Dingen anhand von Geschichten einen Sinn zu verleihen und sich selbst als zentralen Charakter in einem sich entwickelnden Lebensschauspiel wahrzunehmen" (Kielhofner et al. 1999, S. 57) und sich dabei in die Zukunft zu projizieren.

Zu Frau Schmidts **volitionsbezogener Lebensgeschichte** stehen uns die folgenden Daten zur Verfügung:
- wuchs mit zwei älteren Geschwistern in Ostpreußen auf dem Bauernhof auf und ist möglicherweise stolz auf die früheren Besitztümer,
- trat als junge Frau die Flucht nach Westdeutschland an,
- erlebte bedingt durch die Gelegenheitsarbeiten des Ehemannes wahrscheinlich wenig soziale Sicherheit,
- führte ein von Arbeit und wahrscheinlich wenig Freizeit geprägtes Leben,
- begann zusammen mit ihrem Mann Anfang der 60er Jahre den Hausbau am Stadtrand.

Zu Frau Schmidts **Volitionsnarrativ** lassen sich nur Vermutungen anstellen, da sie selbst noch keine zusammenhängende Lebensgeschichte im narrativen Sinn erzählt hat. Uns wird die institutionelle Version der Lebenssituation und -geschichte von Frau Schmidt geschildert. Die Tochter schilderte ihre Wahrnehmung, der Arzt gab seine Einschätzung ab, eine Pflegerin wurde befragt, und die Ergotherapeutin berichtete ebenfalls.

Aber was ist mit Frau Schmidt? Sie war offenbar in der Lage, der Sozialarbeiterin schon bei ihrer Aufnahme in kurzen Gesprächen über einen Zeitraum von drei Wochen anamnestische Daten aus ihrem Leben zu liefern. Aber es gibt kaum Angaben zu ihrem ganz speziellen Volitionsnarrativ, ihrer Sicht ihres Lebens. Der Aspekt der **Klientenzentriertheit** fehlt in der Darstellung des Fallbeispiels weitestgehend.

Es wäre wichtig zu wissen, wie Frau Schmidt ihre Lebensgeschichte formuliert, welche Themen sie in den Vordergrund rückt und welche **Metaphern** sie nutzt. Bei Menschen mit einer stationären Aufnahme aufgrund psychiatrischer Erkrankung könnte eine solche Metapher das „in der Falle sitzen" sein. Metaphern wie diese sind sehr kraftvoll, geben Einblick bezüglich der **Kontrollüberzeugung** der Person und können zur Inaktivität der Klientin führen. Eine entsprechende Metapher sollte mit Frau Schmidt herausgearbeitet und für den therapeutischen Prozess aufgegriffen werden. Das Narrativ könnte zur Klärung der Volition der Klientin beitragen, einen Einblick geben in ihre Sorgen, Ängste und Hoffnungen und gleichzeitig in die Zukunft, die sie in ihrem Leben antizipiert.

Vermutlich wäre eines der Hauptthemen ihres Narrativs der **Verlust**. Frau Schmidt ist diesem Thema in ihrem Leben immer wieder begegnet: Verlust von Heimat, des dortigen Besitzes und der Verwandten und Freunde, Tod des Ehemannes, Trennung von Tochter und Enkelkind, Abbrennen des eigenen Hauses und Einbuße der kognitiven Fähigkeiten.

Ein weiteres Thema könnte das Gefühl von **Kontrollverlust** sein, denn die Klientin musste einen Verlust an Selbständigkeit und Unabhängigkeit und das ungewollte rechtliche Betreuungsverhältnis hinnehmen.

Dieses Thema könnte möglicherweise erklären, warum sie brauchbare Gegenstände hortet und stets die Handtasche festklammert. Vielleicht versucht sie so, einen Teil an Kontrolle wieder zurück zu gewinnen. Dies könnte auch der Grund sein für ihre scheinbare Antriebssteigerung. Ist Frau Schmidt auf der Suche nach Verlorengegangenem?

Es könnte für Frau Schmidt von großer Bedeutung sein, diese Lebensgeschichte und das Thema „Verluste/Kontrollverlust" im Rahmen einer unterstützenden Psychotherapie zu verbalisieren. Je nach Zusatzausbildung sollte ein Mitglied des multidisziplinären Teams diese Aufgabe übernehmen.

Interessant wäre es zu erfahren, welche Rolle die fremden Männer spielen, die sie nachts am Fenster oder unter dem Bett vermutet. Möglicherweise sind es alte Themen oder traumatische Erfahrungen aus der Vergangenheit, die in diesen Ängsten wieder zum Vorschein kommen.

Frau Schmidts Leben ist zurzeit fremdbestimmt, sie möchte nicht auf der Dementenstation sein, die momentan ihr Zuhause darstellt. Möglicherweise ist dies der Grund, warum sie ihre Handtasche immer bereit hält. Sie hat bereits in der Vergangenheit (mit ihren Habseligkeiten bepackt) eine unerträglich erscheinende Situation verlassen, als sie mit ihrer Familie die Flucht aus Ostpreußen antrat.

Aus diesen Überlegungen ergeben sich die folgenden **Leitfragen**:
▶ Wie und mit welchen Worten erzählt Frau Schmidt ihre Lebensgeschichte?
▶ Empfindet die Klientin ein Gefühl von Kontrolle in Bezug auf ihre momentane Lebenssituation?
▶ Bei welchen Anteilen ihres Lebens hat sie einen hohen/geringen Grad an Kontrollüberzeugung?
▶ Wo wünscht sich Frau Schmidt mehr Kontrolle?
▶ Woraus resultiert die Antriebssteigerung der Klientin?
▶ Was bedeutet das Interesse am Wäschewagen und an den Nachtschränken ihrer Mitbewohner für sie?
▶ Wie sieht die Klientin ihre Zukunft?
▶ Was sagt die Lebensgeschichte über das Gefühl der Klientin bezüglich ihrer eigenen Wirksamkeit aus?

Interessen

Jeder Mensch bringt unterschiedliche biologische **Dispositionen** mit und erlebt seine Umwelt entsprechend. So reagieren bereits Kinder individuell unterschiedlich eher auf taktile, akustische, visuelle oder andere Reize. Dadurch werden häufig das zukünftige Handeln, die Interessensbildung und auch die Berufswahl bestimmt (z. B. musikalische, handwerkliche Interessen und Berufe; Malerei, Architektur, Kochen).

Die älteren Menschen in unserer Gesellschaft hatten im Allgemeinen in ihrer Lebensgeschichte wenig Gelegenheit, Interessen im Sinne von Hobbys zu entwickeln. Deshalb sind ihre **Tätigkeitspräferenzen** oft eng an produktive Aktivitäten gebunden. Mit zunehmendem Alter verlieren Menschen dann häufig zunächst die visuelle Wahrnehmung und versuchen, dies durch den Tastsinn zu kompensieren. Entsprechend fühlen sie sich angezogen durch Objekte, die ein entsprechendes Spürerlebnis ermöglichen.

Beachte ▶ Laut Kielhofner ist die Unterbrechung von Interessen eine der schwerwiegendsten Folgen einer Erkrankung oder eines Traumas. Deshalb sollte auf die Wiederentdeckung von Interessen besonderer Wert gelegt werden (vgl. Kielhofner et al. 1999, S. 56).

Zu Frau Schmidts aktuellen und vergangenen **Interessen** ist uns folgendes bekannt:
- reiste in den 70er Jahren mit ihrem Mann zu einer weit entfernten Tante in die USA, zwei spätere Reisen ohne Begleitung,
- demonstriert ein aktuelles Interesse an Seidenmalerei,
- fühlt sich zum Betten- und Wäschewagen, zu den Nachtschränken und Schränken hingezogen,
- interessiert sich aufgrund ihrer Herkunft vielleicht für Themen des ländlichen Leben wie Tierhaltung und -schlachtung, Getreide-, Gemüse- und Obstanbau,
- hegt möglicherweise ein Interesse an der Kultur Ostpreußens und an einer Reaktivierung ihres kulturellen Erbes,
- hatte in der Vergangenheit bedingt durch ihre produktiven Betätigungen evtl. Interesse an hauswirtschaftlichen Themen,
- nimmt an einer Dementengruppe mit Singen und Bewegungsspielen ohne besonderes Engagement teil.

Hier zeigt sich, dass Frau Schmidt wahrscheinlich ein Leben mit vielerlei Interessen geführt hat, von denen sie aktuell sehr wenige verfolgt. Der Mangel an aktiven Interessen stellt sicher einen erheblichen Einschnitt in ihrem Leben dar.

Um die Informationen zum Thema Interessen zu erweitern, könnten folgende **Leitfragen** gestellt werden:
- Welche Interessen hat/te die Klientin?
- Verfügt/e sie über Vorerfahrungen, um Interessen zu entwickeln?
- Haben sich ihre Interessen im Verlauf des Lebens verändert?
- Verfügt/e Frau Schmidt über besonders leidenschaftliche Interessen, die ihr Freude und Hoffnung vermitteln? Welchen Ereignissen, Settings, Aktivitäten misst die Klientin besonderen

Wert bei, wenn sie von früheren Zeiten erzählt?
▶ Über welche Wahrnehmungskanäle lässt sie sich vor allem erreichen?
▶ Bei welchen (Aspekten von) Aktivitäten empfindet die Klientin Wohlbefinden?
▶ Wie zeigt sich körperlich oder sprachlich, dass die Klientin Freude bei einer Aktivität empfindet?

Werte

Beachte ▶ Wenn wir uns für eine Betätigung entscheiden, sind es oft nicht zuletzt auch das eigene Wertesystem, unsere religiöse Haltung und die eingegangenen Verpflichtungen, die unser Handeln motivieren.

Bisher scheint das therapeutische Team mit Frau Schmidt noch nicht ihre **Werte** und **Ziele** abgeklärt zu haben. Aus den vorliegenden Daten ergeben sich die folgenden Vermutungen:
▶ zeigt Tränen beim Gespräch über die Tochter, was auf einen Wunsch nach Kontakt zur Tochter hindeuten könnte,
▶ gehört einer Generation und einer Herkunftskultur (in Ostpreußen) an, in der vermutlich der Wert „Familie" als übergeordnet betrachtet wird,
▶ beschäftigt sich wahrscheinlich primär mit Themen der (eigenen) Vergangenheit,
▶ neigt dazu, Unsicherheiten und Gedächtnislücken zu überspielen, was ein Zeichen dafür sein könnte, dass sie versucht, Würde aufrecht zu erhalten.

Frau Schmidts Passivität begründet sich möglicherweise zum Teil auch darin, dass sie nicht mehr die Art Leben führen kann, die sie wertschätzt und aus gesellschaftlicher Sicht als wertvoll erlebt.

Für eine weitere Sammlung von Informationen zum Thema Werte und Ziele bieten sich die folgenden **Leitfragen** an:
▶ Welche Einstellung hat die Klientin zu ihrer momentanen Wohn- und Lebenssituation?
▶ Wie steht sie zur jetzigen und vergangenen Mutter-Tochter-Beziehung?
▶ Welche Gemeinsamkeiten gab es mit der Tochter?
▶ Was betrachtet Frau Schmidt als moralisch richtig oder falsch?
▶ Woraus leitet sie ihre Wertevorstellungen ab?
▶ Wie ist das Verhältnis zwischen Wertevorstellungen und den Fertigkeiten der Klientin?
▶ In wie weit stimmt die jetzige Lebenssituation im Pflegeheim mit ihren Werten überein?
▶ Welche Rolle spielte der vermutete Alkoholkonsum in Bezug auf ihr Wertesystem in ihrem Leben?
▶ Welche Ziele verfolgt/e die Klientin in Vergangenheit und Gegenwart?

6.1.4
Subsystem Habituation

Gewohnheiten

Beachte ▶ Laut dem Model of Human Occupation handelt es sich bei Gewohnheiten nicht um strikte Verhaltensvorschriften, sondern um eine Möglichkeit des Individuums, mit der Umwelt umzugehen. Gewohnheiten bestimmen, wie ein Mensch seine Zeit nutzt. Sie automatisieren Handlungen und formen einen **Lebensstil**.

Wir haben bisher nur wenige Angaben zur **Tagesroutine** von Frau Schmidt:
▶ döst meistens auf dem Bett liegend oder im Sessel sitzend vor sich hin,
▶ missbrauchte in der Vergangenheit möglicherweise Alkohol.

Ein funktionierendes, den Bedürfnissen der Klientin entsprechendes **Gewohnheitssystem** wird innerhalb des Model of Human Occupation als wesentlich erachtet.

Beachte ▶ Gewohnheiten ermöglichen eine intuitive Abfolge von Handlungen, einen natürlichen Handlungsfluss und bieten eine Orientierungshilfe im Alltag. Gerade ältere Menschen legen viel Wert auf gleichmäßige, berechenbare Tages- und Wochenstrukturen.

Zu Frau Schmidt fehlen uns die folgenden Informationen:
▶ Wie sieht das momentane Gewohnheitssystem der Klientin auf der Dementenstation aus?
▶ Welche Gewohnheiten verfolgte sie in Zeiten, als es ihr subjektiv gut/schlecht ging?
▶ Wie rigide/flexibel ist das Gewohnheitssystem der Klientin?
▶ Tragen die Gewohnheiten zur Lebensqualität bei?
▶ Gibt es Gewohnheiten, die Probleme im Leben der Klientin darstellen?

Rollen

Beachte ▶ Menschliches Betätigungsverhalten findet laut dem Model of Human Occupation überwiegend innerhalb von Rollen statt. Rollen verschaffen dem Menschen eine soziale Identität und eine gewisse Regelmäßigkeit und bieten ihm die Gelegenheit, Fertigkeiten zu erlangen und zu beüben. Jede Rolle ist vom Rolleninhaber mit einem **verinnerlichten Rollenskript** besetzt, welches das Handeln innerhalb der Rolle leitet.

Menschen mit einer Vielfalt an Rollen haben die Möglichkeit, sich in verschiedenen sozialen Kontexten unterschiedlich zu erleben.

Werfen wir einen Blick auf die Rollen, die Frau Schmidt zu verschiedenen Zeiten in ihrem Leben einnahm/einnimmt, welche sie sich für die Zukunft wünscht und welche Wertschätzung sie den einzelnen Rollen beimisst. **Tabelle 6.2** zeigt zum einen, dass die vorliegenden Informationen sehr lückenhaft sind, zum anderen fällt aber auch deutlich eine aktuelle **Rollenreduzierung** auf. Im Leben von Frau Schmidt mangelt es an Rhythmus und Abwechslung, es fehlen ihr die Möglichkeiten, eigene Fertigkeiten zu beüben, und nicht zu-

Tabelle 6.2 Übersicht zu den von Frau Schmidt zu verschiedenen Zeitpunkten eingenommenen/geplanten Rollen und deren Wertschätzung

Rolle	Zeitraum			Wertschätzung	Verfügbare Angaben
	Vergangenheit	Gegenwart	Zukunft		
Partnerin	X		?	?	Seit 23 Jahren Witwe.
Familienmitglied	X		?	Scheinbar sehr hoch (weint bei dem Thema).	Verheiratete 46jährige Tochter, Auszug mit 20 Jahren aus elterlichem Haus; zurzeit kein Kontakt. 24jähriges Enkelkind; zurzeit kein Kontakt.
Arbeitende	X				Hausfrau (Haushalt, Kindererziehung, Garten), Reinigungskraft.
Hobbyistin	X		?	?	USA-Reisen, Kaffee- und Verkaufsfahrten. Keine weiteren Hobbys/Interessen bekannt.
Bewohnerin	X		?	Ursprünglich unfreiwillig.	Seit 2 Jahren in einem Einzelzimmer untergebracht.
Freundin	?	?	?	?	

letzt ist auch ihre **soziale Identität** rein auf den Bewohnerstatus reduziert.

Zur Ergänzung der vorliegenden Informationen ergeben sich die folgenden **Leitfragen**:
- ▶ Welche Rollen nahm/nimmt die Klientin in Vergangenheit/Gegenwart ein und welche wünscht sie sich für die Zukunft?
- ▶ Kann die Klientin die eingenommenen/erwünschten Rollen anhand eines Rollenskriptestformat mit angemessenem Inhalt füllen?
- ▶ Wann überfordern die Rollenanforderungen die Klientin?
- ▶ Besteht eine Balance in Bezug auf Anzahl und Intensität der Rollen?
- ▶ Mit welchen Rollen identifiziert sich die Klientin besonders stark?
- ▶ Wie weit beeinflusst der krankheits- und altersbedingte Verlust an Fertigkeiten die Durchführung (Performanz) der Rollen?
- ▶ Wie könnte eine reduzierte Rollenerfüllung der Klientin dennoch Lebensqualität vermitteln?

6.1.5 Subsystem Performanz

Beachte ▶ Das Subsystem Performanz ermöglicht laut Gary Kielhofner die Durchführung von Betätigung. „Der Begriff ‚Performanz' bezieht sich auf die spontane Ausführung der Handlungen, die für eine Betätigung notwendig sind. Performanz beinhaltet ein komplexes Zusammenspiel skelettmuskulärer, neurologischer, perzeptiver und kognitiver Phänomene" (Kielhofner et al. 1999, S. 61).

Motorische Fertigkeiten

Beachte ▶ Motorische Fertigkeiten beziehen sich auf das Bewegen des eigenen Körpers und von Objekten/Gegenständen im räumlichen Umfeld.

Es sind keine motorischen Einschränkungen der Klientin bekannt.

Prozesshafte Fertigkeiten

Beachte ▶ Prozesshafte Fertigkeiten beziehen sich auf die Fähigkeiten eines Menschen im Umgang mit und bei der Anpassung von Abläufen.

Der aufnehmende Arzt schildert Frau Schmidt als wach und bewusstseinsklar. Möglicherweise liegt eine Schwerhörigkeit unbekannter Ausprägung vor. Sie leidet zudem anscheinend unter Störungen der örtlichen Orientierung, findet aber nach einem entsprechenden Training mittlerweile in Begleitung den Weg zurück zur Station. Die zeitliche Orientierung war zum Zeitpunkt der Aufnahme nicht gegeben. Neuere Angaben liegen nicht vor.

Zu Frau Schmidts Gedächtnisleistungen ist bekannt, dass die Klientin am Aufnahmetag über ein stark reduziertes Kurzzeit- und ein lückenhaftes Langzeitgedächtnis verfügte. Die Ergotherapeutin berichtet, dass die Klientin Erinnerungslücken überspielt und zu bagatellisieren versucht. Ihre Konzentrationsfähigkeit war zum Zeitpunkt der Aufnahme abgeschwächt, der Antrieb gesteigert.

Kommunikations- und Interaktionsfertigkeiten

Beachte ▶ Kommunikations- und Interaktionsfertigkeiten beziehen sich auf die Fähigkeiten eines Menschen im Umgang mit anderen und beim Mitteilen von Informationen.

Es ist bekannt, dass Frau Schmidt der Sozialarbeiterin im Rahmen kurzer Gespräche Auskunft über ihre Situation geben konnte. Die Ergotherapeutin berichtet ebenfalls von kurzen Gesprächen, in denen die Klientin allerdings durch Nebengeräusche und Personen ablenkbar erschien. Auf direkte Ansprache reagiere Frau Schmidt sehr positiv und habe innerhalb der Einzeltherapie die zunächst vorhandene Skepsis schnell überwunden. Im Einzelkontakt wirkt Frau Schmidt scheinbar sicherer als auf der Station oder in Gegenwart von Mitklienten.

Diese Überlegungen beziehen sich grundsätzlich auf die drei **Performanzbereiche**
- Arbeit,
- Freizeit und
- Selbstversorgung.

In Anbetracht des Alters der Klientin tritt der produktive Bereich (Arbeit) eher in den Hintergrund. Wesentlicher erscheinen ihre Freizeitgestaltung und Selbstversorgung.

Freizeit

Der Aspekt Freizeit wurde bereits im Abschn. „Interessen" (S. 86) recht ausführlich erörtert. Jetzt wäre es wichtig, weitere Daten zur aktuellen und potentiellen Freizeitgestaltung innerhalb und außerhalb der Institution zu erheben.

Selbstversorgung

Bei Frau Schmidt sind keine aktuellen Auffälligkeiten bekannt. Ihre Tochter meinte allerdings, in der Vergangenheit Defizite in diesem Bereich festgestellt zu haben (Vergesslichkeit).

Interessant wäre es, weitere Daten zu den Fertigkeiten der Klientin bei folgenden Aktivitäten zu erhalten:
- Zubereiten von Nahrung: Planen einer Mahlzeit, Einkaufen, Kochen etc.,
- Aufnahme von Nahrung,
- Budgetieren,
- Reinigung von Wäsche,
- Ankleiden,
- persönliche Hygiene und Zahnpflege,
- Fortbewegung,
- Ämtergänge,
- Telefonieren,
- Sicherheitsaspekte: Feuersicherheit, Umgang mit Notfällen etc.,
- Medikamentenroutine.

Weiterhin ergeben sich die folgenden **Leitfragen** zum Bereich Performanz:
- Welche Fertigkeiten sind notwendig, damit die Klientin Tätigkeiten durchführen kann, die ihr in ihrem Leben wichtig und die notwendig sind?
- Welche Betätigungen kann die Klientin selbständig, mit verbaler Hilfe oder mit Hilfestellung durchführen?
- Welchen Grad an selbständiger Lebensführung kann die Klientin bewältigen?

6.1.6 Umwelt

Beachte ▶ Das Model of Human Occupation betont die **Kontextbezogenheit** menschlicher Betätigung. Es wird unterschieden zwischen den Möglichkeiten, die eine Umwelt zum Handeln bietet, und den Anforderungen, die sie an den tätigen Menschen stellt.

Soziale Umwelt

Zur sozialen Umwelt gehören
- soziale Gruppen und
- Betätigungsformen.

Beachte ▶ „**Soziale Gruppen** bieten und definieren Rollenerwartungen und bilden ein Milieu und einen sozialen Raum, in dem diese Rollen übernommen werden. Das Ambiente, die Normen und das Klima einer Gruppe bieten Möglichkeiten und erfordern bestimmte Arten von Betätigungsverhalten" (Kielhofner et al. 1999, S. 63).

Unter **Betätigungsformen** versteht das Model of Human Occupation „regelgebundene Handlungssequenzen, die sofort einen Zusammenhang bilden und zweckorientiert im kollektiven Bewusstsein vorhanden, kulturell erkennbar und mit einem Namen versehen sind" (Kielhofner et al. 1999, S. 63).

Wir kennen die **Familiensituation** von Frau Schmidt und gehen davon aus, dass die Beziehung zu Tochter und Enkelsohn sehr konfliktbehaftet ist. Die Tochter scheint sich Vorwürfe zu machen, nicht schon früher in die Situation eingegriffen und für eine Heimunterkunft gesorgt zu haben. Sie betrachtet das Abbrennen des Hauses als Folge des Alkoholkonsums ihrer Mutter. Warum sie für kurze Zeit bei der Mutter einzog und warum trotz ihrer nachbarschaftlichen Nähe kein engerer Kontakt zur Mutter bestand, ist nicht bekannt.

Vermutlich ist die Beziehung von Seiten der Tochter durch Konflikte und Aggressionen belastet, die möglicherweise zum Teil auch aus Frau Schmidts Gedächtnisstörungen resultieren.

In Bezug auf die Mitbewohner oder Besucher des Alten- und Pflegeheimes sind keine Sozialkontakte bekannt.

Frau Schmidt hat über viele Jahre hinweg scheinbar sozial isoliert gelebt. Sie ist es nicht gewohnt, Menschen um sich zu haben. Auf einer solchen Station wird auf derartige Umstände häufig wenig Rücksicht genommen. „Gruppe und Gemeinschaft" sind ein ständiges Thema in solchen Institutionen. Frau Schmidt aber hat sich dieses soziale Umfeld nicht selbst ausgesucht und hat sich auch immer noch nicht mit ihrer neuen Wohnsituation abgefunden.

Trotzdem reagiert Frau Schmidt sehr positiv auf direkte Ansprache. Der Einzeltherapie begegnete sie zunächst sehr skeptisch und zurückhaltend, jetzt wirkt sie dagegen sehr motiviert. Es wird berichtet, dass sie nicht gerne auf die Station zurückkehrt.

Beim **medizinisch-therapeutischen Team** des Alten- und Pflegeheimes fällt auf, dass sehr wenig Austausch stattfindet. Obwohl Frau Schmidt bereits seit zwei Jahren auf der Dementenstation untergebracht ist, gibt es neben den Aufnahmeinformationen wenig Daten zu Befunderhebungen, Zielsetzungen,

Interventionen und Verlauf der bisherigen Behandlung.

Welche Betätigungsformen für Frau Schmidt in der Vergangenheit Bedeutung hatten oder jetzt wichtig sind, ist uns nicht ausreichend bekannt.

Im Bereich soziale Umwelt sollten folgende **Leitfragen** gestellt werden:
▶ Wie steht die Klientin dazu, wieder Kontakt zu ihrer Tochter aufzunehmen?
▶ Gibt es weitere Menschen aus dem früheren sozialen Umfeld der Klientin, zu denen sie gerne wieder Kontakt aufnehmen möchte?
▶ Gibt es Menschen im jetzigen sozialen Umfeld der Klientin, zu denen sie sich eine freundschaftliche Beziehung wünscht oder bereits unterhält?
▶ Wie verhält sich die Klientin in Einzel- und Gruppensituationen (detailliertere Informationen)?
▶ Welche Betätigungsformen sind im Leben von Frau Schmidt relevant (gewesen)?

Räumliche Umwelt

Beachte ▶ Die räumliche Umwelt besteht aus natürlichen und künstlichen Räumen und Objekten. Genau wie die soziale Umwelt erfordern und ermöglichen auch die räumlichen Aspekte die Betätigung von Menschen.

Bei der Betrachtung der harten Daten und der Subsysteme wurden bereits einige wesentliche Informationen über die vergangenen und die aktuellen räumlichen Umweltbedingungen von Frau Schmidt vorgestellt.

Zudem ist uns bekannt, dass es einige Geschäfte und ein Café in zehn Gehminuten Entfernung und eine Bushaltestelle direkt am Haupteingang des Heimes gibt.

Außerdem haben die Bewohnerinnen und Bewohner Zugang zu einer Parkanlage. Ob Frau Schmidt diese örtlichen Ressourcen inklusive der Stadtnähe für sich nutzt, ist uns nicht bekannt. Es besteht aber Grund zur Vermutung, dass Frau Schmidt zurzeit durch das räumliche und soziale Umfeld nicht ausreichend gefordert und gefördert wird.

Folgende Leitfragen könnten die Befunderhebung und Intervention unterstützen:
▶ In wie weit ermöglicht/erfordert die räumliche Umwelt Betätigungsverhalten?
▶ Bietet die Umwelt der Klientin angemessene Möglichkeiten, sich zu betätigen?
▶ Sind die Betätigungen, die im Umfeld möglich sind, für die Klientin befriedigend?

6.2
Gestaltung des Therapiebeginns und Planung des ergotherapeutischen Vorgehens

Im Folgenden wird eine mögliche Vorgehensweise vorgestellt, die über den rein ergotherapeutisch ausgerichteten Ansatz hinausgeht und weitere Berufsgruppen einschließt. Diese Form der **interdisziplinären Zusammenarbeit** wurde offensichtlich bisher im vorgestellten Alten- und Pflegeheim vernachlässigt und sollte bei weiteren konzeptionellen Entwicklungen berücksichtigt werden.

6.2.1
Kontaktaufnahme

Eine Kontaktaufnahme sollte primär dazu stattfinden, eine **Vertrauensbasis** aufzubauen. Hier bietet sich folgendes Vorgehen an: Das vorhandene Interesse an der Aktivität „Gestaltung eines Seidentuches" wird mit einem anschließenden Gespräch in Form eines halbstrukturierten Interviews kombiniert. Weil Frau Schmidt zeitlich desorientiert ist, wäre es sinnvoll, den gewohnten Therapiezeitpunkt zu übernehmen.

6.2.2
Stärkung der Volition

Volition entsteht durch immer neue Erfahrungen, die wiederum **Motivation** zu weiteren Handlungen vermitteln (Volitionsprozess). Die verschiedenen Verlusterfahrungen haben Frau Schmidt möglicherweise gelähmt, sie hilflos gemacht und vielleicht sogar eine Depression ausgelöst. Nun gilt es, ihr ein Gefühl von Kontrolle zu vermitteln. Dafür sollten Daten zum Schwerpunkt der Volition erhoben werden. Frau Schmidts Volition sollte im Mittelpunkt des weitere Vorgehens stehen.

6.2.3
Übernahme hauswirtschaftlicher Aufgaben

Aufgrund ihrer Erfahrungen mit solchen Betätigungen und der beobachteten Volition sollte Frau Schmidt die Möglichkeit erhalten, auf der Station hauswirtschaftliche Tätigkeiten wie das Bügeln und Falten von Textilien oder das Tischdecken durchzuführen. So könnte die Klientin **alte Fertigkeiten reaktivieren** und eine neue Habituation aufbauen.

6.2.4
Festigung der Habituation

Die Festigung der Habituation könnte durch den Entwurf eines übersichtlichen und anschaulich gestalteten Wochenplans unterstützt werden. Die Teammitglieder sollten Wert darauf legen, **Rituale** im Leben von Frau Schmidt zu schaffen, um ihre **Orientierungsfähigkeit** zu fördern.

6.2.5
Einbeziehen der Tochter

Es erscheint wesentlich zu klären, inwieweit Frau Schmidt motiviert wäre, ihre Tochter in den weiteren therapeutischen Verlauf einzubinden. Um die Beziehung wieder aufzubauen, könnte man zunächst an frühere gemeinsame Aktivitäten zwischen Mutter und Tochter anknüpfen.

6.2.6
Familientherapeutische Intervention

Würden Mutter und Tochter gleichermaßen ihr Einverständnis signalisieren, wäre eine familientherapeutische Intervention und eine damit verbundene systemische Herangehensweise im Team wünschenswert.

Der Schwerpunkt läge auf dem „Hier und Jetzt" und somit auf den aktuellen Interaktionsmustern in der Familie. Frau Schmidt und ihre Probleme sollten im Kontext ihrer Beziehungen verstanden werden, wobei die subjektiven Sichtweisen ausdrücklich Anerkennung finden und die therapeutischen Einschätzungen eher vernachlässigt werden sollten. Ziel könnte in Absprache mit den Betroffenen die Klärung und Verbesserung der Mutter-Tochter-Beziehung sein.

6.2.7
Unterstützende Psychotherapie

Innerhalb einer unterstützenden Psychotherapie sollte der betreffende Therapeut Frau Schmidts **Volitionsnarrativ** herausarbeiten, das dann für den weiteren therapeutischen Prozess eingesetzt werden könnte. Dadurch ergäbe sich die Möglichkeit, gemeinsam eine Lebensperspektive für die Klientin zu entwerfen – und zwar unter Einsatz des Vokabulars, das sie selbst vorgegeben hat.

6.2.8
Therapeutische Grundsätze

Im Folgenden werden die wichtigsten therapeutischen Grundsätze vorgestellt, die sich aus der Fallbearbeitung auf der Grundlage des MOHO ergeben:
- **Rhythmisierung:** möglichst tägliche, mindestens aber jeden zweiten Tag stattfindende ergotherapeutische Interventionen, mit Rücksicht auf den menschlichen Biorhythmus; evtl. primär in den späten Vormittagsstunden.
- Angemessene **Stimulation:** Vermeidung von Deprivation oder Überstimulation; das Team sollte sich um klare Aussagen bemühen und umständliche verbale Äußerungen vermeiden.
- Angemessene **Sozialform:** zunächst Einzelkontakte, später in Absprache mit der Klientin Integration in eine Kleingruppe.
- Intensivere **interdisziplinäre Arbeit:** Therapiebegleitend sollten regelmäßige Absprachen in Form wöchentlicher Teamsitzungen stattfinden. So könnte die inhaltliche und formale Abstimmung gewährleistet werden.

6.3
Mittel zur Befunderhebung

Abb. 6.1 zeigt die möglichen Befunderhebungsinstrumente für die Arbeit mit Frau Schmidt im Überblick.

6.3.1
Volition

Zur Datenerhebung im Bereich der Volition bieten sich drei Möglichkeiten an. Je nach Grad der **verbalen** und **kognitiven Fertigkeiten** und je nach Bereitschaft der Klientin, nach Präferenz der Ergotherapeutin und den institutionellen Umweltbedingungen kann entweder
- ein Interview,
- eine Checkliste und/oder
- ein Beobachtungsinstrument

eingesetzt werden.

Daten zur Volition erhalten wir häufig durch die Aussagen von Menschen. Es kann sich um spontane Äußerungen, aber auch um Aussagen innerhalb strukturierter Interviews handeln. Da wir keine ausreichenden Informationen über die verbalen Fertigkeiten der Klientin haben und sie zudem Gedächtnisstörungen hat, ist es möglicherweise besser, die Daten nicht über ein Inter-

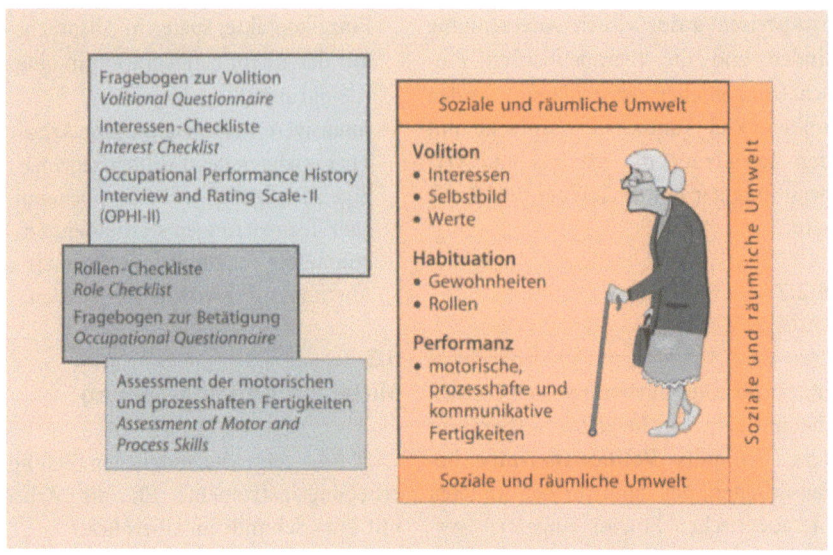

Abb. 6.1 Befunderhebungsinstrumente in der Arbeit mit Frau Schmidt

view, sondern mit Hilfe eines Beobachtungsinstrumentes zu erheben. So wären die Kompetenzen der Klientin am wenigsten gefordert, und die Erhebung wäre in jedem Fall ohne großen Aufwand innerhalb der therapeutischen Arbeit durchführbar.

Ein solches Beobachtungsinstrument ist der Fragebogen zur Volition.

Fragebogen zur Volition (Volitional Questionnaire)

- Autoren: Carmen Gloria de las Heras, Gary Kielhofner (1993)
- Form: Beobachtungsinstrument; tabellarischer Aufbau mit Bewertungsskala und Kommentarmöglichkeiten
- Dauer: ca. 45 Minuten
- Inhalt: enthält 16 verschiedene Items (Bewertungsaspekte) bezogen auf Selbstbild, Interessen und Werte eines Klienten; die Beobachtung kann innerhalb einer Selbstversorgungs- oder Freizeitsituation stattfinden
- Ziel: Befunderhebung der individuellen Volition und der unterstützenden Umweltfaktoren.

Sollte Frau Schmidt in der Lage sein, differenzierte Aussagen zu machen, so wäre der Einsatz eines Interviews wie z. B. Occupational Performance History II (OPHI-II) oder der Interessen-Checkliste möglich (siehe unten). Unter Umständen könnten die Fragen statt von der Klientin auch von einer Bezugsperson aus dem Team oder besser noch von der Tochter beantwortet werden.

Interview zur Betätigungsvergangenheit (Occupational Performance History Interview II; OPHI-II)

- Autoren: Gary Kielhofner, Trudy Mallinson et al. (1998)
- Form: halbstrukturiertes Interview
- Dauer: 45–60 Minuten
- Inhalt:
  - Struktur täglicher Gewohnheiten
  - Lebensrollen
  - Interessen, Werte und Ziele
  - Wahrnehmen von Fähigkeiten und Verantwortung
  - Umwelteinflüsse
  - Erstellen eines Narrativs
- Ziel: Erhebung von Daten zur Betätigungsvergangenheit eines Menschen in den Bereichen Arbeit, Selbstversorgung und Freizeit.

Interessen-Checkliste (Interest Checklist)

- Autorin: ursprünglich Janice Matsutsuyu (1969), wurde später von verschiedenen anderen Autoren modifiziert
- Form: Tabelle als Checkliste zum Ankreuzen (durch den Klienten)
- Dauer: ca. 20 Minuten
- Inhalt: 68 verschiedene Aktivitäten werden benannt, bei denen der Klient den Grad an Interesse in Vergangenheit, Gegenwart und Zukunft angeben soll
- Ziel: Erhebung eines Interessenprofils des Klienten.

6.3.2 Habituation

Eine Möglichkeit, mehr über die Rollen, die die Klientin in Vergangenheit und Gegenwart eingenommen hat, und ihre diesbezüglichen Wünsche zu erfahren, ist die Rollen-Checkliste.

Rollen-Checkliste

- Autoren: Roanne Barris, Frances Oakley, Gary Kielhofner (1988)
- Form: Tabelle als Checkliste zum Ankreuzen
- Dauer: ca. 30 Minuten
- Inhalt: 9 verschiedene Betätigungsrollen werden benannt, definiert und vom Klienten in Bezug auf
- Zeitaspekte und Wertschätzung kommentiert.
  Ziel: Übersicht zu den aktiv vom Klienten ausgefüllten sozialen Rollen und zur subjektiven Wertschätzung.

Fragebogen zur Betätigung (Occupational Questionnaire)

- Autoren: Nancy Smith, Gary Kielhofner (1986)
- Form: Tabellarische Aufzeichnung und Befragung des Klienten
- Dauer: ca. 30 Minuten
- Inhalt: Auflistung der Aktivitäten eines typischen Tagesablaufs in 30minütigen Zeitabschnitten, dann Befragung bezüglich der Volition zu den einzelnen Aktivitäten
- Ziel: Sammeln von Daten zur Habituation eines Klienten und zur daran geknüpften Volition.

6.3.3
Performanz

Um sich einen Überblick zur Performanz von Frau Schmidt zu verschaffen, kann die Therapeutin das folgende Assessment einsetzen.

Assessment motorischer und prozesshafter Fähigkeiten (Assessment of Motor and Process Skills; AMPS)

- Autorin: Anne Fisher (1994)
- Form: Beobachtungsinstrument, 56 Aufgaben von unterschiedlichem Schwierigkeitsgrad sind vorgegeben, Klient sucht 2–3 Aufgaben aus
- Dauer: 30–60 Minuten
- Inhalt: bezieht sich auf den Bereich Selbstversorgung (Vorbereiten von Mahlzeiten, Haushaltsführung)
- Ziel: Evaluation der Qualität oder Effektivität der Betätigungsdurchführung motorischer und prozesshafter Fähigkeiten
- Kommentar: noch nicht in die deutsche Sprache und Kultur übersetzt.

6.4
Mittel und Medien zum Einsatz in der Therapie

Als Mittel und Medien bieten sich die **Betätigungsformen**, **Aktivitäten** und **Objekte** an, die einen Bezug haben zu Frau Schmidts **Volition**, **Narrativ**, **Rollen** und funktionsfähigen **Gewohnheiten** und **Fertigkeiten**. Dazu zählen unter anderem Aktivitäten im Bereich/mit Bezug zu:
- Haushaltsführung,
- Garten,
- (Tages-/Kurz-)Reisen und
- der Kultur Ostpreußens.

6.5
Zielfindung in der Therapie

Viele Menschen haben sich Gedanken über Frau Schmidt und ihre Situation gemacht, sind aber nur selten und kurz miteinander in Kontakt getreten, haben sich nicht ausreichend ausgetauscht und vor allem die Klientin selbst nicht in die Einschätzung der Situation und in die Planung einbezogen.

6.5.1
Aktuelle Therapie

Ergotherapie

- 1mal wöchentlich Dementengruppe,
- 2mal 1 Stunde Ergotherapie.

Ziele

- Geistige Aktivierung,
- Verbesserung der räumlichen und zeitlichen Orientierung,
- Kontaktförderung.

Das Team hat sich bisher auf Ziele im Bereich Performanz beschränkt. Sowohl die Motivation und die Habituation als auch die Umweltaspekte wurden nicht berücksichtigt. Es scheint, als seien die Ziele weder mit Frau Schmidt zusammen erarbeitet noch jemals für sie transparent gemacht worden.

An der **Zielfindung** sollten das Team und Frau Schmidt gemeinsam beteiligt sein. Ausschlaggebend ist die Volition der Klientin.

Das Ziel gilt als erreicht, wenn Frau Schmidt und die Anforderungen ihres sozialen und räumlichen Umfeldes in

Einklang stehen und sie ausreichend **Lebensqualität** empfindet.

6.5.2
Mögliche Zielsetzungen (Auswahl)

Volition

Für den Bereich der Volition können folgende Ziele formuliert werden:
Frau Schmidt...
- demonstriert eine gestärkte Betätigungsmotivation,
- zeigt ein positiveres Selbstwertgefühl, indem sie bei Betätigung Erfolge erlebt,
- nimmt vertraute (und evtl. neue) Freizeitbetätigungen (z. B. Gartenarbeit) auf,
- übernimmt Verantwortung und Kontrolle für ihr eigenes Handeln und eine eigene Lebensgestaltung und
- erlebt eine gesteigerte Lebensqualität.

Habituation

Für den Bereich der Habituation lassen sich als Ziele formulieren:
Frau Schmidt...
- zeigt ein gefestigtes und funktionsfähiges Gewohnheitssystem und
- erweitert ihre aktuellen sozialen Rollen.

Performanz

Die Zielformulierung für den Bereich der Performanz könnte lauten:
Frau Schmidt...
- erhält ihre körperliche Fitness als Grundlage für aktive Betätigung,
- erhält und stärkt die kognitiven Fähigkeiten, die für ihre Betätigungen relevant sind,
- erlernt Kompensationsstrategien beim Handeln (Orientierung, Gedächtnis),
- erhält die eigene Wahrnehmungsfähigkeit als eine der wesentlichen Grundlagen, um Betätigungen durchführen zu können (und somit die größtmögliche Selbständigkeit, z. B. An- und Ausziehen),
- stärkt die Fähigkeiten im Bereich der Selbstversorgungsaktivitäten (v. a. im Bereich Haushalt: Planung, Einkaufen, Kochen, Backen, Frühstücksrunden, Festausschüsse etc.) und
- erhält sich einen größtmöglichen Grad an Selbständigkeit in den Betätigungsbereichen Selbstversorgung und Freizeit.

Umwelt

Für den Bereich Umwelt lassen sich folgende Ziele formulieren:
Frau Schmidt...
- erweitert ihr räumliches Betätigungsumfeld (Café und Geschäfte in unmittelbarer Nähe; später Stadt) und
- gestaltet ihre Wohnsituation mit einem möglichst hohen Grad an Handlungsautonomie (evtl. Verlegung in den ambulanten Pflegebereich, Senioren-Wohngemeinschaft).

Soziale Umwelt

Ziele für den Bereich der sozialen Umwelt könnten sein:
Frau Schmidt...
- stellt den Kontakt zur Tochter und zum Enkelkind wieder her und
- baut sich ein stabiles soziales Netz innerhalb (und außerhalb) der Einrichtung auf.

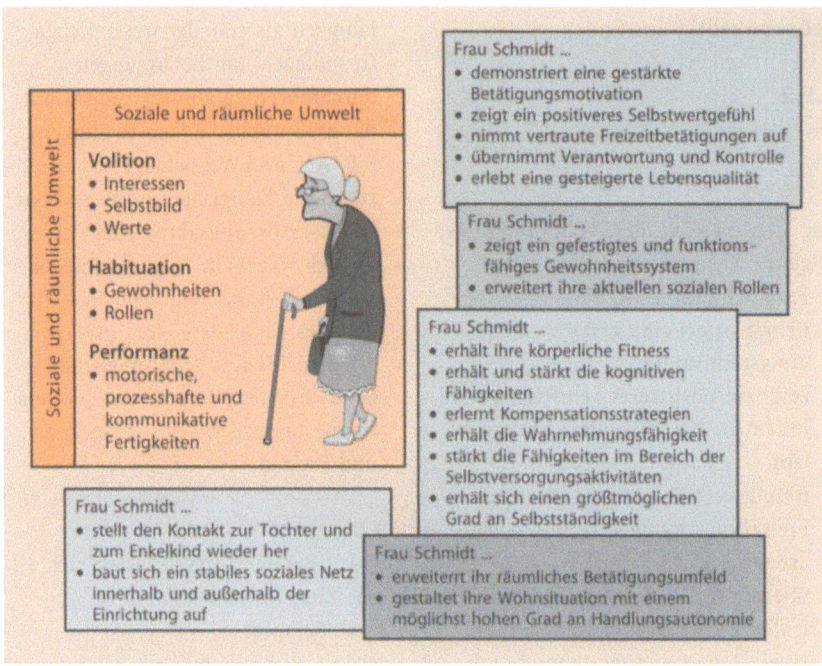

Abb. 6.2 Ziele für Frau Schmidt

Abb. 6.2 zeigt die Auswahl an möglichen Zielen nochmals im Überblick.

6.6
Grundlegende Fragen aus der Perspektive des Modells an den beschriebenen Kontext

Wie die bisherigen Darstellungen bereits vermuten lassen, gibt es aus Sicht des Model of Human Occupation eine Reihe von Veränderungsvorschlägen zum Kontext des Pflegeheims. Sie beziehen sich in gleichem Maße auf die Arbeit und Einstellung des ergotherapeutischen Personals, die Umweltgestaltung wie auch die Aktivitätsangebote. Als Anregung hierzu eine Reihe von **Leitfragen** zu Therapieangebot, Organisation und Bewohnerorientierung.

6.6.1
Therapieangebot

▶ Wie könnten Rhythmus und Bewegung zum festen Bestandteil des Alltags werden?
▶ Welche Möglichkeiten gibt es, eine den Bewohnern angemessene Tagesstrukturierung anzubieten?
▶ Welche (spielerischen) Methoden können zum Training kognitiver Fähigkeiten eingesetzt werden?

Welche Aspekte der Umweltgestaltung könnten sowohl die Wahrnehmungs- und Orientierungsfähigkeit als auch die Lebensqualität fördern? Welche Kriterien sind bei der Gestaltung des Therapieraumes relevant? Welche Möglichkeiten gibt es, die Außenanlagen in das therapeutische Programm zu integrieren?

6.6.2
Organisation

Welche Möglichkeiten bestehen, die räumliche Umwelt besser zu nutzen? Wie könnte eine Durchlässigkeit zwischen den Wohnbereichen des Heims geschaffen werden?
Wie kann die disziplinäre und interdisziplinäre Teamarbeit gestärkt werden?
Welche Formen der Dokumentation/Informationsweitergabe bieten sich an?
Welche Supervisionsangebote können für die Teammitglieder geschaffen werden?

6.6.3
Bewohnerorientierung

Wie können die Therapien an die persönliche Geschichte (Volitionsnarrativ) der Bewohner anknüpfen? Welche Möglichkeiten bestehen zum Aufbau einer Bewohnermitbestimmung/eines Bewohnerrates?

Diese Darstellung der möglichen Therapieangebote schließt die ergotherapeutische Erörterung des Falles von Frau Schmidt vor dem Hintergrund des Model of Human Occupation ab.

6.7
Persönliche Erfahrungen

Die erste „Begegnung" mit Frau Schmidt, das Durchlesen des Fallbeispiels, schien mir die Grenzen des Model of Human Occupation aufzuzeigen. Nach jahrelanger Arbeit mit MOHO in einer psychiatrischen Klinik, im Unterricht und während der praktischen Ausbildung an einer Ergotherapieschule sowie innerhalb zahlloser Vorträge und Seminare hatte das Modell für mich stetig an Wert gewonnen, und sowohl die theoretische Auseinandersetzung als auch die praktische Anwendung schienen immer neue Möglichkeiten zu eröffnen – bis ich von Frau Schmidt erfuhr.

In vielen Diskussionen mit Kollegen und Schülern war schon oft die Vermutung geäußert worden, dass das Model of Human Occupation bei der **Arbeit mit älteren Menschen** aufgrund der häufig bestehenden **Multimorbidität** dieser Bevölkerungsgruppe wohl nur selten einsetzbar sei. Frau Schmidt bildete hier mit ihrer umfangreichen Problematik keine Ausnahme – jedenfalls war dies mein Eindruck, bis ich mich intensiver mit ihrer Situation auseinander setzte.

Die Vertiefung ergab jedoch, wie ich in diesem Kapitel dargestellt habe, eine Reihe sinnvoller Ansatzmöglichkeiten und bestärkte mich erneut in meiner positiven Haltung gegenüber dem Model of Human Occupation. Die zunehmende Begeisterung an der Aufgabe führte dazu, dass der immer wiederkehrende Gedanke an Frau Schmidt mich eine Zeit lang durch meinen Alltag begleitete. Gerade in Gesprächen mit VertreterInnen der anderen Modelle hieß es dann immer wieder: „Und was macht Frau Schmidt?"

6.8
Literatur

Fisher A (1994) Assessment of Motor and Process Skills (Unpublished Test Manual). Department of Occupational Therapy, Colorado State University, Fort Collins

Heras CG de las (1998) Volitional Questionnaire. Model of Human Occupation. Clearinghouse, University of Illinois at Chicago

Kielhofner G (1995) A Model of Human Occupation. Theory and Application. Williams & Wilkins, Baltimore. Deutsche Ausgabe: Kielhofner G, Marotzki U, Mentrup C (erscheint 2001) MOHO – Model of Human Occupation. Rehabilitation und Prävention 51. Springer, Berlin Heidelberg New York Tokyo

Kielhofner G, Mallinson T, Crawford C, Nowak M, Rigby M, Henry A, Walens D (1998) The Occupational Performance History Interview (Version 2.0). Model of Human Occupation. Clearinghouse, University of Illinois at Chicago

Kielhofner G, Mentrup C, Niehaus A (1999) Das Model of Human Occupation: Eine Übersicht zu den grundlegenden Konzepten und zur Anwendung. In: Jerosch-Herold C, Marotzki U, Hack BM, Weber P, Ergotherapie – Reflexion und Analyse: Konzeptionelle Modelle für die ergotherapeutische Praxis. Rehabilitation und Prävention 51. Springer, Berlin Heidelberg New York Tokyo, S 49–82

Matsutsuyu J (1969) The Interest Checklist. American Journal of Occupational Therapy 23: 323–328

Oakley F, Kielhofner G, Barris R, Reichler RK (1986) The Role Checklist: Development and Empirical Assessment of Reliability. Occupational Therapy Journal of Research 6: 157–170

Smith N, Kielhofner G (1986) The Relationship between Volition, Activity Pattern, and Life Satisfaction in the Elderly. American Journal of Occupational Therapy 40: 278–283

7 Das Canadian Model of Occupational Performance (CMOP)

Angela Harth

Inhaltsverzeichnis

7.1 **Einleitung** 104

7.2 **Theoretischer Teil** 104
7.2.1 Entstehungsgeschichte des Modells 104
7.2.2 Das Praxismodell (CMOP) 106
7.2.3 Das Messinstrument (COPM) 110
7.2.4 Der Occupational Performance Process (Prozess der Betätigungsperformanz) 112

7.3 **Praktischer Teil: Der ergotherapeutische Prozess mit Frau Schmidt auf Grundlage des CMOP** 114
7.3.1 Situation von Frau Schmidt 114
7.3.2 Leitlinien der Therapie: Occupational Performance Process (Die 7 Schritte des Prozesses der Betätigungsperformanz) 116

7.4 **Ausblick** 128

7.5 **Literatur** 129

7.1 Einleitung

Dieses Kapitel beginnt mit einer kurzen Übersicht zur Geschichte des Canadian Model of Occupational Performance (Kanadisches Modell der Betätigungsperformanz) und gibt Einblick in die Überlegungen und Impulse, die zu dessen Entstehen beigetragen haben. Danach wird die theoretische Grundlage des Modells dargestellt, und seine spezifischen Eigenschaften in Bezug auf den Zusammenhang zwischen Personen, den von ihnen ausgeführten Betätigungen und ihren Umwelten werden erläutert. Anschließend wird anhand des Occupational Performance Process (Prozess der Betätigungsperformanz) zum Fallbeispiel „Frau Schmidt" Stellung genommen.

Weil die Terminologie in der deutschen Ergotherapie noch uneinheitlich ist, werden in diesem Kapitel durchgehend die englischen Originalbegriffe verwendet und vorläufige deutsche Übersetzungen in Klammern angeboten.

7.2 Theoretischer Teil

7.2.1 Entstehungsgeschichte des Modells

Die letzten zwei bis drei Jahrzehnte sind dadurch gekennzeichnet, dass verschiedene gesellschaftliche und strukturelle Veränderungsprozesse zusammenwirken. Jetzt ist es dringend notwendig, die Erbringung von Dienstleistungen im Gesundheitswesen kritisch zu überdenken und radikal zu verändern, denn:

- Erstens ist die Zahl der Personen mit chronischen Krankheiten und die Zahl von Personen, die auf Grund verbesserter diagnostischer und medizinischer Verfahren ihre Krankheiten und Verletzungen überleben, deutlich gestiegen.
- Zweitens ist die allgemeine Lebenserwartung gestiegen; es gibt mehr Senioren, die ihr Leben in der eigenen Umgebung genießen wollen.

Wenn es sich bei der Lebensgestaltung dieser Personengruppen nicht nur um „bloßes Überleben" handeln soll, sondern wenn eine optimale gesundheitsbezogene Lebensqualität angestrebt wird, dann erhöhen sich die Anforderungen an die Ressourcen im Gesundheitswesen. Aber die Ressourcen werden immer knapper. International sind Dienstleistungserbringer dazu verpflichtet, gegenüber dem Kostenträger die Effektivität ihrer Interventionen nachzuweisen. Personen, die die Dienstleistungen im Gesundheitswesen in Anspruch nehmen, werden zunehmend politisch aktiv, chronisch Kranke und behinderte Menschen verlangen als autonome Individuen immer mehr Mitbestimmungsrecht in ihrer Behandlung.

Der Fokus hat sich bereits verschoben von einer rein medizinischen Sichtweise des Patienten als passives und „zu kurierendes" Objekt hin zu einer ganzheitlichen Betrachtungsweise der Gesundheit. In Anlehnung an die Definition der World Health Organisation (WHO) wird Gesundheit auch in der Ergotherapie als völliges physisches, psychisches und soziales Wohlbefinden und nicht nur als Abwesenheit von Krankheiten verstanden (WHO 1958) – ein Gedanke, der für diesen Beruf keineswegs neu ist.

Der kanadische Verband der Ergotherapeuten (CAOT) hat die Bedeutung des Zusammenspiels der genannten Faktoren sehr früh gesehen und damit die Notwendigkeit erkannt, Aspekte der **Qualitätssicherung** in den Beruf einzubringen. In den USA können die Anfänge eines systematischen **Qualitätsmanagements** sogar bis in die 20er-Jahre des 20. Jahrhunderts zurückverfolgt werden. Schon damals haben Unternehmen verstanden, dass es erheblich billiger ist, von Anfang an Qualität und Zuverlässigkeit in Prozesse einzubinden, statt sich später mit Beschwerden auseinander zu setzen (Harth u. Wolf 1998).

Bereits 1966 entwickelte der CAOT in Zusammenarbeit mit dem kanadischen Institut für Nationale Gesundheit und Soziales (Department of National Health and Welfare, DNHW) und „Statistics Canada" ein System, um landesweit die Erbringung von ergotherapeutischen Dienstleistungen zu erfassen. Mit diesem System wurde die Anzahl, nicht aber die Qualität der Leistungen erfasst. Weitere ergotherapeutische Standards wurden in Kanada in den 80er-Jahren entwickelt, und zwar 1982 entsprechend der Klassifikation nach Donabedian (1966) in Bezug auf die **Strukturqualität** der ergotherapeutischen Leistungen („Standards for Occupational Therapy Services") und 1980 für die ergotherapeutische Ausbildung („Standards for the Education of Occupational Therapists"). In den Ausbildungsstandards wurde der Bachelor-Degree als Abschlussqualifikation der Grundausbildung festgelegt.

Im Jahr 1980 wurde von CAOT und DNHW eine interdisziplinäre Arbeitsgruppe gebildet mit dem Ziel, sich der **Prozessqualität** von ergotherapeutischen Leistungen zu widmen und diesbezüglich **Leitlinien** zu entwickeln. Unter der Perspektive, dass in der Rehabilitation der Klient selbst als kooperativer Partner und autonomes Individuum Verantwortung für seinen eigenen Gesundheitsstatus trägt, wurden die Leitlinien aus einer **klientenzentrierten Perspektive** erstellt.

Neben den Leitlinien entwickelte die Arbeitsgruppe einen konzeptionellen Rahmen (conceptual framework) für die Erbringung ergotherapeutischer Leistungen: das **Model of Occupational Performance.** Das Modell berücksichtigt anerkannte theoretische und philosophische Konzepte der Ergotherapie und integrierte, z. B. die Arbeit von Kielhofner u. Burke (1980), Mosey (1980) und Reed u. Sanderson (1980). Die gesamten Ergebnisse der Arbeit dieser Gruppe sind in einem Band veröffentlicht (CAOT 1991). In einer dieser Publikationen (DNHW u. CAOT 1987) empfahl die Arbeitsgruppe, ein Messinstrument speziell für die Ergotherapie zu entwickeln. 1988 riefen das Nationale Entwicklungsprogramm zur Untersuchung der Gesundheit (National Health Research and Development Programme) und der CAOT ein Projekt ins Leben und gründeten eine gemeinsame Forschungsgruppe, um ein solches Messinstrument zu entwickeln.

Das ursprüngliche Ziel dieser Gruppe bestand darin, ein bereits vorhandenes Instrument zu übernehmen. Allerdings erfüllte bei der Analyse von 136 „gängigen" Instrumenten keines alle genannten Kriterien, und es wurde deutlich, dass ein neues Instrument entwickelt werden musste. Eine Darstellung der zehn Kriterien und ein Bericht über den Überprüfungsprozess ist in Dehnhardt et al. (1999, S. 10-12) zu finden. Die Forschungsgruppe begann mit der Entwicklung eines Messinstruments, das 1990 als **Canadian Occupational Performance Measure – COPM** (Law et al. 1990) veröffentlicht wurde.

Die Entwicklung und Erprobung eines Messinstruments ist ein langwieriger und fortlaufender Prozess, und folglich wird das COPM immer noch weiter entwickelt. Mittlerweile ist in Kanada die dritte Auflage des COPM-Handbuchs erschienen, und seit 1999 ist eine lizensierte deutsche Version erhältlich (Dehnhardt et al. 1999). Obwohl in einem kanadischen Kontext entstanden, sind weitere, neue **Leitlinien** entwickelt worden, die der ergotherapeutischen Praxis eine Vision bieten, die weltweit hilfreich und von Interesse sein wird (CAOT 1997).

Beachte ▶ Die Herausforderung für die Ergotherapie weltweit besteht darin, unter Berücksichtigung der Kosten, der Klientenzufriedenheit und der optimalen sozialen (Wieder-)Eingliederung die **Qualität der Behandlung** zu gewährleisten.

7.2.2
Das Praxismodell (CMOP)

Klientenzentriertheit

Das erste Kernelement des Kanadischen Modells ist die Klientenzentriertheit. Im Unterschied zu anderen Berufsgruppen in der Rehabilitation besteht das primäre Ziel der Ergotherapie nach den neuesten kanadischen Leitlinien (CAOT 1997) darin, **„menschliche Betätigungen zu ermöglichen"** (enabling occupation). Das „Ermöglichen" kann viele verschiedene Formen annehmen, z. B. informieren, beraten, unterstützen, zuhören und vieles mehr, sodass ein Klient zur Mitarbeit an der Lösung seines eigenen Problems befähigt wird und eine klientenzentrierte Praxis in der Ergotherapie gesichert ist.

Um überhaupt klientenzentriert arbeiten zu können, muss zuerst die zentrale Frage gestellt werden: **„Wer ist mein Klient?"** Klienten können wie folgt definiert werden:

Clients are individuals who may have occupational problems arising from medical conditions, transitional difficulties, or environmental barriers, or clients may be organisations that influence the occupational performance of particular groups or populations (Law et al. 1997, S. 50).

Sinngemässe Übersetzung: Klienten sind Individuen, bei denen sich möglicherweise aufgrund des Gesundheitszustandes, aufgrund von Übergangsschwierigkeiten oder Umweltbarrieren Betätigungsprobleme ergeben haben. Zudem kann es sich bei Klienten um Organisationen handeln, die die Betätigungsperformanz bestimmter Gruppen oder Bevölkerungen beeinflussen.

Klientenzentriertheit ist eines der zwei Kernelemente des kanadischen Modells. Es schließt eine respektvolle und partnerschaftliche Beziehung mit den Klienten, die unsere Behandlung in Anspruch nehmen, ein.

Um die speziellen Bedürfnisse der Klienten, ihrer Partner und Angehörigen berücksichtigen zu können, müssen Ergotherapeuten davon überzeugt sein, dass Klienten grundsätzlich in der Lage sind, ihre eigenen Probleme zu identifizieren und verantwortungsvoll zu entscheiden, welchen Betätigungen sie nachgehen möchten und welche Lebensrollen für sie wichtig sind (Law et al. 1999, S. 162). Klientenzentriertheit ist somit mehr als nur ein Aspekt des Konzepts, es stellt vor allem einen **ethischen Standpunkt** auf Seiten der Therapeuten dar.

Client-centered practice is an approach to providing occupational therapy which embraces a philosophy of respect for and partnership with people receiving services. Client-centered practice recognises the autonomy of individuals, the need for client choice in making decisions about occupational needs, the strengths clients bring to a therapy encounter, the benefits of client-therapist partnership (Law et al. 1995, S. 253, im folgenden sinngemäß übersetzt).

Beachte ▶ Klientenzentrierte Praxis ist ein Ansatz für die Ergotherapie, dem der **Respekt** und der **partnerschaftliche Umgang** mit den Menschen, die unsere Dienste nutzen, zugrunde liegt. Klientenzentrierte Praxis erkennt die **Autonomie des Klienten** an, die Stärken, die ein Klient in die Therapie einbringt, das Bedürfnis des Klienten nach einer Auswahlmöglichkeit und den Nutzen der **Zusammenarbeit** von Klient und Therapeut.

Allerdings kommt dieser Ansatz ursprünglich nicht aus der Ergotherapie, sondern wurde bereits in den 30er-Jahren von dem berühmten Psychologen und Psychotherapeuten Carl Rogers propagiert. Rogers' nicht-direktiver therapeutischer Ansatz erfordert vom Therapeuten einen gewissen Optimismus und, viel wichtiger noch, die Überzeugung, dass jede Person fähig ist, Entscheidungen bezüglich ihres eigenen Lebens zu treffen (Law 1998, S. 5).

Occupation (Betätigung)

Das zweite Kernelement des kanadischen Modells ist Occupation (Betätigung).

Occupation (Betätigung) wird hier definiert als

Gruppen von Aktivitäten und Aufgaben im täglichen Leben, die von den Individuen und ihrer Kultur bestimmt und strukturiert sowie mit Wert und Bedeutung belegt werden. Occupation ist alles, was Menschen tun, um sich zu betätigen; dazu gehört die Selbstversorgung, die Freude am Leben (Freizeit) und das Beitragen zum sozialen und ökonomischen Gefüge der Gemeinschaften (Produktivität) (Law et al. 1999, S. 158).

Occupation umfasst alle Aktivitäten, denen Menschen in ihrem Leben nachgehen, sie bedeutet viel mehr als nur Arbeit. Sie gibt unserer Zeit eine Struktur und ist oft eine Quelle des Einkommens. Vor allem aber bringt Occupation Sinn in unser Leben; Occupation ist für jede Person einzigartig und spezifisch, gibt uns eine Identität und definiert unsere **Lebensrollen**. Occupation verändert sich natürlich in den einzelnen Lebensabschnitten und Entwicklungsphasen, typisches Verhalten und Betätigungen von Kindern sind nicht identisch mit denen junger Erwachsener oder älterer Menschen.

Beachte ▶ Ergotherapeuten gehen davon aus, dass Occupation ein integraler Bestandteil von Gesundheit und Wohlbefinden ist, dass es ein Grundbedürfnis des Menschen ist, tätig zu sein, und dass Occupation als ein therapeutisches Medium zu verwenden ist.

Das kanadische Modell spricht von **drei Bereichen der Occupation:** Selbstversorgung, Produktivität und Freizeit.

- Beispiele aus dem Bereich **Selbstversorgung** sind: sich anziehen, baden, essen, mobil sein und sich fortbewegen und die eigenen Angelegenheiten im öffentlichen Leben regeln.
- **Produktivität** kann beinhalten: bezahlte oder unbezahlte Arbeit, Haushaltsführung, sauber machen, Wäsche waschen, kochen; bei Kindern spielen, Schule besuchen und Hausaufgaben machen.
- **Freizeit** wird untergliedert in:
  - ruhige Freizeit, z. B. lesen, Musik hören, Hobbys nachgehen,
  - aktive Freizeit, z. B. Sport und Reisen, und
  - soziale Aktivitäten, z. B. Freunde besuchen, auf Partys geben, telefonieren, Korrespondenz und vieles mehr.

Die Entscheidung, in welchen Bereich die eine oder andere Betätigung fällt, ist keineswegs festgelegt und kann letztendlich nur von der ausführenden Person getroffen werden. Ist ein Besuch beim Zahnarzt Selbstversorgung, oder arbeiten Sie als zahnmedizinischer Vertreter? Fahren Sie Auto, um zum Arbeitsplatz zu kommen oder um Freunde zu besuchen?

Beachte ▶ Das kanadische Modell geht davon aus, dass das Potential der Occupation darin besteht, zum Gefühl des Wohlbefindens beizutragen, eine Identität zu geben, Verbindungen mit anderen Menschen herzustellen, Zeit zu strukturieren und Vergangenheit, Gegenwart und Zukunft zu verbinden.

Diese Potentiale können nur realisiert werden, wenn
- Abwechslungen im Betätigungsbereich möglich sind,
- Aktivitäten ausgewählt werden können und
- Chancen auf eine erfolgreiche Ausführung bestehen.

Occupational Performance (OP) (Betätigungsperformanz)

Occupational Performance bezieht sich auf die Art, wie die Betätigungen ausgeführt werden. Sie ist das Ergebnis der Interaktion zwischen dem **Individuum**, der **Umwelt** und der **Betätigung**.

Beachte ▶ Occupational Performance wird definiert als „… die Fähigkeit, sinnvolle, kulturell bedingte und altersentsprechende Betätigungen auszuwählen, zu organisieren und zufriedenstellend auszuführen, um sich selbst zu versorgen, Freude am Leben zu haben und zum sozialen und ökonomischen Gefüge einer Gemeinschaft beizutragen" (Law et al. 1999, S. 157).

Abb. 7.1 zeigt das Canadian Model of Occupational Performance (Kanadisches Modell der Betätigungsperformanz).

Die erwähnte Interaktion ist keineswegs statisch, sondern sie ist die konstante wechselwirkende Beziehung zwischen der Person, der Umgebung, in der sie lebt und arbeitet, und den Betätigungen, die sie in ihrem täglichen Leben ausführt. Diese ändern sich im Verlauf der Zeit: Ein neuer Job, ein Umzug, ein Unfall oder Krankheit können Änderungen der Betätigungen oder der Art und Weise, wie sie durchgeführt werden, mit sich bringen – manchmal sind die Änderungen gewollt, manchmal sind sie von außen erzwungen.

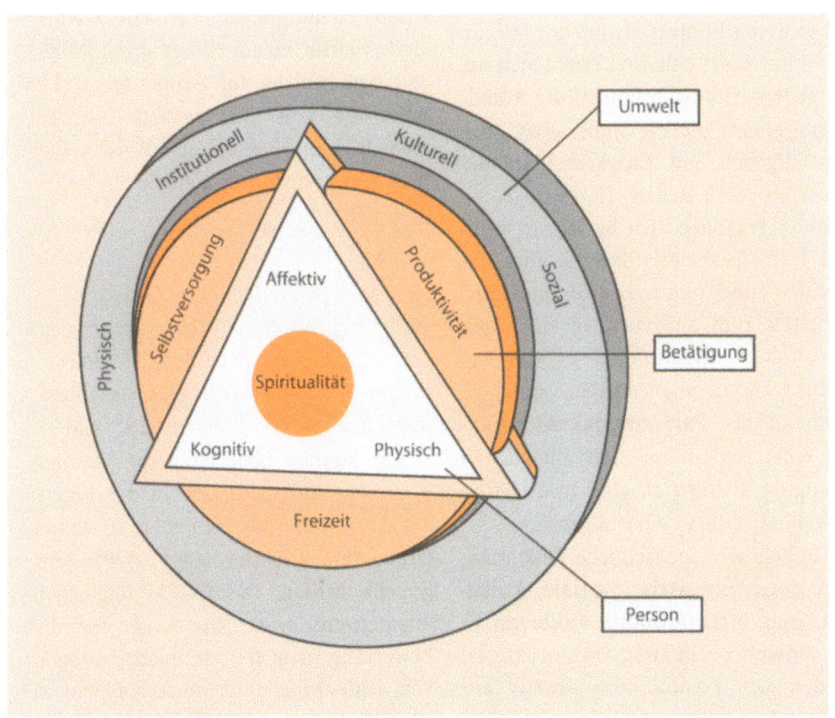

Abb. 7.1 Das Canadian Model of Occupational Performance. (Aus CAOT 1997, mit freundlicher Genehmigung)

In dieser dynamischen Interaktion werden dem Individuum physische, affektive und kognitive Komponenten (sog. Performanzkomponenten) zugeschrieben.

- ▶ Zu den **physischen Komponenten** gehört sensomotorische Integrität;
- ▶ **affektive Komponenten** schließen alle sozialen und emotionalen Anteile ein, die bei Betätigungen vorkommen, und
- ▶ **kognitive Komponenten** schließen Fähigkeiten wie Gedächtnis, Intellekt und Konzentration ein.

Als Zentrum des Individuums ist die **Spiritualität** zu sehen. Law et al. (1999) beschreiben die Spiritualität in einem viel weiteren Kontext als nur im religiösen Sinne. Spiritualität „bezieht sich auf das ganz persönliche Innere, die Anteile einer Person, die sie motivieren, sich den Aufgaben und Tätigkeiten im täglichen Leben zu stellen" (S. 158).

Wenn Personen sich betätigen, kommen ihre Charakteristika, die affektive, kognitive und physische Komponenten enthalten, zum Ausdruck. In einer therapeutischen Situation ist es von Bedeutung zu erkennen und zu verstehen, welche dieser **Performanzkomponenten** einer Person bei den alltäglichen Betätigungen hilfreich sind und welche sie behindern bzw. einschränken.

Ähnlich wird menschliche Betätigung stark durch **physische, soziale, kulturelle und institutionelle Faktoren** in der **Umwelt** beeinflusst. Diese Faktoren können sich positiv oder negativ auf bestimmte Betätigungen auswirken. Mit anderen Worten:

Beachte ▶ Occupational Performance wird durch **äußere Faktoren** beeinflusst, die sie behindern oder begünstigen.

Es wird davon ausgegangen, dass Occupational Performance in einem **integrierten und ausgeglichenen Verhältnis** der drei Hauptbereiche

- ▶ Selbstversorgung,
- ▶ Produktivität und
- ▶ Freizeit

liegt. Bei Problemen in der Ausführung von Betätigungen (occupational performance problems) ist es Aufgabe des Ergotherapeuten bzw. der Ergotherapeutin, vom Klienten selbst zu erfahren, welche Betätigungen für ihn wichtig sind, welche er unbedingt durchführen will bzw. welche auf Grund seiner **Lebensrolle** von ihm erwartet werden, und ob er mit der Art und Weise seiner Betätigungsausführung zufrieden ist.

7.2.3
Das Messinstrument (COPM)

Das Canadian Occupational Performance Measure (COPM) ist das Messinstrument zum Praxismodell CMOP. Damit können über einen bestimmten Zeitraum Veränderungen in der Eigenwahrnehmung eines Klienten zu seiner Occupational Performance (OP) festgestellt werden. Das COPM folgt dem klientenzentrierten Ansatz, da für die Bewertung nicht fremde Beobachtungen von Bedeutung sind. Ausschlaggebend ist vielmehr, wie der Klient selbst seine OP wahrnimmt und wie er mit ihrer Ausführung zufrieden ist. Das COPM befähigt Klienten, sich auf sinnvolle Weise

am Ergotherapieprozess zu beteiligen, indem:
- Occupational-Performance-Anliegen in den drei Bereichen Selbstversorgung, Produktivität und Freizeit diskutiert und identifiziert werden,
- Klienten die Prioritäten, die ihre Anliegen in der ergotherapeutischen Behandlung haben sollen, selbst setzen,
- Klienten ihre Anliegen anhand des COPM nach Wichtigkeit einstufen,
- Klienten selbst ihre Performance und ihre Zufriedenheit mit der Ausführung einstufen,
- Veränderungen in der Selbstbewertung der OP der Klienten im Laufe der ergotherapeutischen Behandlung festgestellt werden können.

Das COPM hat den Vorteil, dass es ein **generisches (diagnoseunabhängiges) Messinstrument** ist, das für Klienten aller Altersstufen und mit unterschiedlichen Fähigkeitsstörungen geeignet ist. Es ist klientenzentriert und ausdrücklich ausgerichtet auf die Betätigungsperformanz und nicht auf die Performanzkomponenten wie z. B. Sensomotorik. In angemessenem zeitlichem Abstand nach der ersten Befunderhebung und der darauf folgenden ergotherapeutischen Interventionen wird der Befund erneut erhoben. Der Zeitpunkt ist nicht vorgegeben. Wenn einige Probleme gelöst und weitere zu bearbeiten sind oder die Ergotherapeutin die Fortschritte der Behandlung überprüfen will, kann das COPM wiederholt werden, so oft es sinnvoll erscheint.

Durchführung des COPM

Da das COPM-Interview-Verfahren **halbstrukturiert** ist, muss die Ergotherapeutin unbedingt alle ihre Fähigkeiten in der Gesprächsführung einsetzen, um vollständige Antworten zu erhalten, Annahmen zu bestätigen und die Klienten zu motivieren – kurz, um an die gewünschten Informationen zu kommen und aussagekräftige Antworten zu erhalten. Es ist anzustreben, bei Verwendung des COPM den Gesprächsverlauf so natürlich wie möglich zu gestalten; falls erforderlich, kann das Interview über mehrere Sitzungen hinweg fortgeführt werden. Üblicherweise fragt die Therapeutin den Klienten nach Betätigungen, die er ausüben will, muss oder die von ihm im täglichen Leben erwartet werden und die er nicht zufrieden stellend ausführen kann.

Der COPM-Erhebungsbogen ist in die **drei Bereiche Selbstversorgung, Produktivität und Freizeit** eingeteilt. Dokumentiert werden die spezifischen Probleme, wie sie im Laufe des Interviews deutlich werden. Das Interview soll mit dem Klienten selbst geführt werden. Ist der Klient aufgrund einer kognitiven Beeinträchtigung nicht in der Lage zu antworten, kann das Interview auch mit einem Betreuer durchgeführt werden. Dies kann aber erst erfolgen, nachdem die Ergotherapeutin sich davon überzeugt hat, dass der Klient zurzeit wirklich nicht in der Lage ist, selbst zu antworten.

Wenn die spezifischen Probleme dokumentiert sind, wird der Klient gebeten, die **Wichtigkeit** jeder Betätigung für sich einzustufen. Die Wichtigkeit wird auf einer Zehn-Punkte-Skala eingestuft, wobei „eins" gar nicht wichtig und „zehn" besonders wichtig bedeutet. Die Bewertungen der Wichtigkeit werden im Erhebungsbogen neben den notierten Problemen eingetragen.

Im nächsten Schritt wählt der Klient **bis zu fünf Probleme** aus, die ihm am dringendsten oder wichtigsten sind und die in seiner Behandlung zuerst berücksichtigt werden sollen. Die Probleme, die der Klient aussucht, werden in den Erfassungsbogen eingetragen und dienen als Grundlage für die Erstellung der Behandlungsziele. Es sollten höchstens fünf Probleme eingetragen werden, denn es ist unwahrscheinlich, dass in der Behandlung mehr als fünf Ziele gleichzeitig verfolgt werden können.

Anhand der Zehn-Punkte-Skala soll der Klient selbst anschließend für jedes der Probleme seine **derzeitige Performance** (Art und Qualität der Ausführung) im jeweiligen Bereich einstufen. Eingeschätzt wird mit der Frage „Wie gut können Sie zurzeit diese Tätigkeit ausführen?" Die Antwortmöglichkeiten reichen von „eins" (überhaupt nicht) bis „zehn" (besonders gut). Danach wird nach der **Zufriedenheit** gefragt: „Wie zufrieden sind Sie damit, wie Sie zurzeit diese Tätigkeit ausführen können?" Der Klient stuft seine eigene Zufriedenheit auf der Zehnerskala ein: von „eins" (überhaupt nicht zufrieden) bis „zehn" (hoch zufrieden).

Es wird je ein **Gesamtwert** für Performance und für Zufriedenheit gebildet, indem die jeweiligen Mittelwerte errechnet werden (alle Performance- bzw. Zufriedenheitswerte addieren, dann durch die Anzahl der Probleme dividieren).[1]

7.2.4
Der Occupational Performance Process (Prozess der Betätigungsperformanz)

Abb. 7.2 zeigt das Modell des Prozesses der Betätigungsperformanz. Das kanadische Modell ist innerhalb des **therapeutischen Kontextes** sehr hilfreich. Es bietet ein Konzept, mit dessen Hilfe die teilweise sehr komplexen Situationen unserer Klienten analysiert werden können. Im Mittelpunkt der Analyse stehen
- die **Person** mit all ihren Stärken aber auch Schwächen,
- der **Umweltkontext,** in dem die Person lebt, mit allen relevanten sozialen, kulturellen und institutionellen Elementen, und
- die **Betätigungen,** die die Person ausführt.

Occupational Performance stellt das Ergebnis der Interaktion dieser Faktoren dar; sie ist „the experience of a person engaged in occupation within an environment" (Law et al. 1997, S. 45), also die Erfahrung eines Menschen, der sich innerhalb seiner Umwelt betätigt.

---

[1] Für eine ausführliche Darstellung zur Verwendung des COPM siehe Law et al. 1999, S. 163–173 bzw. die lizensierte deutsche Übersetzung des kanadischen Handbuchs.

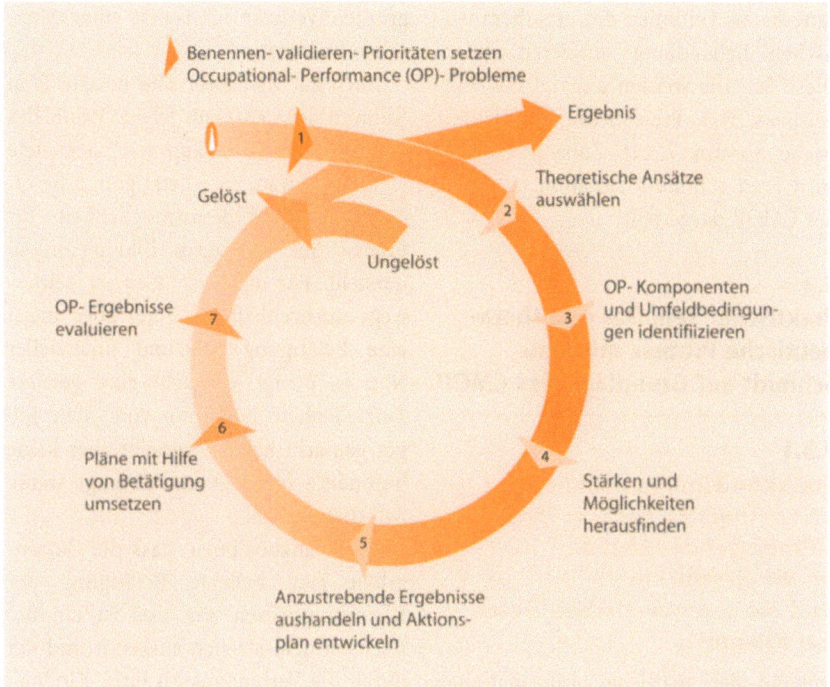

Abb. 7.2 Der Occupational Performance Process. (Aus CAOT 1997, mit freundlicher Genehmigung)

Beachte ▶ Occupational Performance ist eine **persönliche Erfahrung,** sie kann nicht mit funktionellen Testverfahren erfasst werden. Als subjektive Empfindung kann sie auch nicht von einem anderen bewertet werden; sie wird vielmehr anhand der Aussage der betroffenen Person selbst und ihrer Zufriedenheit mit der eigenen Performance gemessen. OP findet sich bei Menschen jeden Alters und Geschlechts und bei allen Arten von

Die **Prozessqualität** der Behandlung wird durch die Qualitätsmerkmale des **Occupational Performance Process** gewährleistet. Ergotherapeuten arbeiten partnerschaftlich mit ihren Klienten zusammen, um sie zu befähigen, die eigenen Ziele in Bezug auf ihre Occupational Performance zu erreichen. Falls ein Klient nicht in der Lage ist, gleich zu Beginn der Behandlung als eigenständiger Partner mitzuarbeiten, kann der Ergotherapeut als „Anwalt des Klienten" evtl. in Zusammenarbeit mit **Angehörigen** des Klienten daran arbeiten, die Interessen des Klienten zwischenzeitlich bestmöglich zu vertreten.

Der OP-Prozess besteht aus **7 Schritten**, die als Leitlinien der ergotherapeutischen Behandlung fungieren sollen. Diese Schritte werden anhand des Fallbeispiels von Frau Schmidt erläutert (siehe Abschn. 7.3.2). Zunächst jedoch wird Frau Schmidts Situation aus Sicht des CMOP dargestellt.

7.3 Praktischer Teil: Der ergotherapeutische Prozess mit Frau Schmidt auf Grundlage des CMOP

7.3.1 Situation von Frau Schmidt

Grundlegende Fragen an die Geschichte und die anamnestischen Daten der Klientin

Anhand der spärlichen Informationen zur **Lebensgeschichte** gewinnt man den Eindruck, dass die Klientin – wie viele andere Menschen ihrer Generation – bisher ein hartes Leben zu führen hatte. Mit Ausnahme der USA-Reisen war es vermutlich ein Leben mit vielen Entbehrungen und wenig Vergnügungen.

Über die **Kindheit** ist außer wenigen anamnestischen Details nichts bekannt. Mit Sicherheit aber kann man davon ausgehen, dass Frau Schmidt, die als jüngstes von drei Kindern auf einem Bauernhof aufwuchs, schon sehr früh mithelfen musste. Sehr wahrscheinlich lagen ihre Betätigungen auch als Kind hauptsächlich im Bereich **Produktivität**, mit wenig Zeit für Spaß und Spiel. Es ist nicht bekannt, welches Bildungsniveau sie erreichte oder ob die Schule ihr gefallen hat. Wir wissen jedoch, dass die Familie im Krieg aus ihrer Heimat fliehen musste, was einen der größten Verluste im Leben eines Menschen bedeutet.

Auch zur Zeit ihrer **Ehe** musste Frau Schmidt sehr sparsam leben. Wenn das Geld „besonders knapp war", arbeitete sie als Putzfrau, eine Betätigung, die oft die einzige Verdienstmöglichkeit für Frauen mit niedrigem Bildungsniveau darstellt. Für andere putzen ist keineswegs unehrenhaft, bedeutet aber meist eine Betätigung aufgrund finanzieller Not; es bringt vielleicht eine gewisse Zufriedenheit im Sinne von „den Job gut gemacht haben", verleiht aber keine besondere Identität und erzeugt wenig Selbstwertgefühl.

Es ist anzunehmen, dass die Gartenarbeit eine beliebte Betätigung der Klientin gewesen war. Das ist ein Bereich, in dem sie sich auskennt und der durch die Verbindung zu ihrer Kindheit eine gewisse Kontinuität im sonst unterbrochenen Fluss ihres Lebens herstellte. Dazu kommen der Stolz und die Zufriedenheit, die man erlebt, wenn man „Selbsterzeugtes" auf den Tisch stellt und somit auch zum ökonomischen Gefüge der Familie beiträgt.

Frau Schmidt hat die **Lebensrolle** einer Ehefrau verloren, aber sie ist Mutter, Großmutter und vielleicht noch Schwester. Allerdings stellt sich die Frage, ob sie diese Rollen gerne ausgefüllt hat. Offensichtlich sind irgendwann in ihrem Leben familiäre Schwierigkeiten mit ihrer Tochter aufgetreten, aber diese könnten sich auch auf die jüngere Vergangenheit beziehen. Jedenfalls hat Frau Schmidt nun keine spezifischen Lebensrollen mehr – sogar ihre Rolle als Mitbewohnerin im Pflegeheim beschränkt sich auf ein Minimum; sie lebt dort sehr zurückgezogen und spricht kaum mit anderen.

Zu **Freizeitaktivitäten** wissen wir, dass sie an Kaffeefahrten teilgenommen und sehr gerne ihre Tante in den USA besucht hat; näheres zu ihrem Sozialleben ist nicht bekannt. Im Heim bekommt sie keinen Besuch, sie schreibt keine Briefe und telefoniert nicht mit ihrer Verwandtschaft. Außer der Seidenarbeit hat sie keine Hobbys mehr und macht keine Ausflüge oder Reisen.

Zur **Selbstversorgung** ist anzunehmen, dass sie in der Vergangenheit ohne Probleme für sich selbst gesorgt hat. Eine Antwort auf die Frage, inwieweit Frau Schmidt jetzt selbständig ist, kann das betreuende Pflegepersonal geben. Wir lesen in ihren Unterlagen, die Klientin döse „am Tag meistens auf dem Bett liegend oder im Sessel sitzend vor sich hin". Dieses Bild spiegelt kein ausgeglichenes und integriertes Verhältnis der Betätigungen in den Bereichen Selbstversorgung, Produktivität und Freizeit wider.

Eine dynamische Interaktion zwischen Person, Umwelt und Betätigung findet kaum noch statt, obwohl die Bereitschaft sich zu betätigen noch vorhanden ist, wie wir am Beispiel der Seidenmalerei sehen. Die Tatsache, dass Frau Schmidt nicht gerne von der Ergotherapie-Abteilung wieder auf ihre Station zurückgeht, lässt darauf schließen, dass sie erkennt, dass in der Ergotherapie etwas geboten wird, dass da noch „Leben" (Betätigungen) ist. Dies steht im Kontrast zu ihrer sonstigen Umwelt, dem „Erlebnis" Dementenstation.

Die Informationen zur **Person** von Frau Schmidt sind so lückenhaft, dass es notwendig ist, auch hier **grundlegende Fragen** zu stellen. Wir finden Andeutungen, sie sei depressiv, aber es stellt sich die Frage, ob das nicht eine verständliche Reaktion auf ihre Situation ist. Andererseits vermittelt sie den Eindruck, dass es ihr gut geht und alles in Ordnung ist. Es liegen also keine eindeutigen Informationen zu ihrem affektiven Zustand vor.

Auch die **Diagnosen** zum **kognitiven Bereich** sind grundsätzlich zu hinterfragen, da sie zum größten Teil auf subjektiven Aussagen der Tochter beruhen. Gälte z.B. die Nicht-Teilnahme an Kaffeefahrten oder das versehentliche Nichtausschalten einer Herdplatte als Indiz für chronischen Alkoholismus, wäre wohl der größte Teil der Bevölkerung alkoholabhängig.

Laut Bericht des aufnehmenden Arztes ist Frau Schmidts Verwirrtheit auf eine Demenz zurückzuführen. Es könnte sich aber auch um eine Inhalationsvergiftung handeln, um ein posttraumatisches Stress-Syndrom oder einfach um die Reaktion einer älteren Person, die einen psychischen Schock erlebt hat. Frau Schmidts Zustand ließe sich schon allein durch die Umstände hinreichend erklären, dass ihr kleines Haus, in das „jede Mark geflossen ist", abbrannte (aus welchem Grund auch immer), sie knapp mit ihrem Leben davon kam und sie von ihrer Tochter in einem Heim untergebracht wurde, obwohl sie in der Vergangenheit selbst bereit war, ihre Tochter und ihr Enkelkind bei sich aufzunehmen.

Schließlich ist die Situation bezüglich ihrer **Spiritualität** zu betrachten. Laut Mary Law ist „als Zentrum des Individuums die Spiritualität zu sehen, die es bei der Betätigung erfährt" (Law et al.

1999, S. 158). In dieser Hinsicht besteht eine reale Gefahr, dass Frau Schmidts Spiritualität, der elementare Funke ihrer Persönlichkeit, demnächst verlöscht.

Auf der Grundlage all dieser Überlegungen sind aus der Perspektive des Canadian Model of Occupational Performance folgenden Fragen zu stellen:

▶ **Occupation**

Frage 1: Was waren Frau Schmidts frühere Betätigungsbereiche? Waren sie tatsächlich auf das beschränkt, was in ihren Unterlagen erwähnt wird?

Frage 2: Welche Betätigungen und Lebensrollen haben Freude und Zufriedenheit bereitet? Möchte Frau Schmidt vielleicht die Rollen der Mutter und Großmutter (vielleicht auch Nachbarin) wieder übernehmen?

▶ **Occupational Performance**

Frage 3: Stimmt es, dass Frau Schmidt ihre Betätigungsbereiche jetzt weitgehend verloren hat und dass die dynamische Interaktion zwischen ihrer Person, ihrer Umwelt und ihren Betätigungen minimal ist?

▶ **Person**

Frage 4: Wie steht es um Frau Schmidts derzeitige physische, kognitive und affektive Fähigkeiten (performance components)?

Frage 5: Inwieweit ist ihre Spiritualität noch vorhanden?

▶ **Umwelt**

Frage 6: Wie erlebt Frau Schmidt ihre institutionelle Umwelt im Pflegeheim allgemein und insbesondere auf der Dementenstation?

Frage 7: Welche sozialen Beziehungen hatte Frau Schmidt, und welche waren und sind ihr noch wichtig?

Frage 8: Welche Elemente in ihrer Umwelt behindern oder begünstigen ihre Occupational Performance?

7.3.2
Leitlinien der Therapie: Occupational Performance Process (Die 7 Schritte des Prozesses der Betätigungsperformanz)

Bevor die Behandlung von Frau Schmidt beginnen kann, sind zwei wesentliche Punkte zu klären:

▶ Wer ist der Klient in dieser Behandlung?

Bei einem Klienten mit schweren kognitiven oder sprachlichen Problemen kann es vorkommen, dass nicht er selbst, sondern die Person, die für ihn sorgt, der tatsächliche Klient ist, mit dem es Ziele zu vereinbaren gilt. Wenn Zweifel bestehen, ob die betroffene Person als Klient zu sehen ist, so ist es angezeigt, die Entscheidung darüber erst nach einem gründlichen Gespräch mit der Person zu treffen. Mit ihrem Interesse an Seidenmalerei hat sich Frau Schmidt als therapiewillig und damit als Klientin gezeigt. Ebenso ist angezeigt, dass die Ergotherapeutin jegliche weitere Entscheidungen zur Angemessenheit der Therapieangebote (appropriateness for therapy) erst dann trifft, wenn sie mit der Klientin gesprochen hat.

▶ Ist die Frage nach der ärztlichen Verordnung geklärt?

Obwohl die formalen Regelungen auf einer Dementenstation vielleicht etwas lockerer sind, benötigt die Ergotherapie in Deutschland grundsätzlich eine ärztliche Verordnung. In Anbetracht der Zeitdauer seit Frau Schmidts Aufnahme ins Heim ist es ratsam, die Zustimmung des behandelnden Arztes einzuholen – besonders wenn die Ergotherapeutin neu im Team ist!

Im Folgenden werden nun die 7 Schritte des Occupational Performance (OP) Prozesses im Zusammenhang mit Frau Schmidts Fall dargestellt.

Schritt 1:
OP-Probleme benennen und validieren

> Schritt 1:
> Occupational-Performance-Probleme benennen und validieren;
> Prioritäten setzen
>
> In diesem Schritt hilft die Ergotherapeutin der Klientin, OP-Probleme herauszufinden und zu benennen. Sie fragt die Klientin danach, welche für sie wichtigen Betätigungen sie ausführen will, muss oder sollte und welche davon ihr beim Ausführen Schwierigkeiten bereiten. Vor allem geht es darum, OP-Bereiche zu identifizieren, die die Klientin nicht zu ihrer Zufriedenheit ausführen kann. Die Ergotherapeutin validiert die Aussagen und ermutigt die Klientin selbst dazu, behandlungsrelevante Probleme zu erkennen und Prioritäten für ihre Behandlung zu setzen. Dadurch nimmt die Klientin von Anfang an als aktive Partnerin an ihrer Behandlung teil.
> Falls keine OP-Probleme zu identifizieren sind, ist der Behandlungsprozess hier beendet.

Der **Einstieg in die Therapie** beginnt mit einer so genannten **Baseline Identification** (Erstbefundung). Hier werden relevante Informationen, die hauptsächlich von der Klientin selbst kommen sollten, gesammelt und kritisch überprüft. Der Prozess kann aber auch durch das Pflegepersonal, die Sozialarbeiterin, die Kolleginnen und die ergotherapeutische Dokumentation unterstützt werden. Falls Frau Schmidt ihre Zustimmung erteilt, ist ein Gespräch mit ihrer Tochter unbedingt erforderlich (es kann aber auch später im Therapieprozess erfolgen, wenn Ergotherapeutin und Klientin Gelegenheit gehabt haben, eine Vertrauensbasis aufzubauen).

Der erste Schritt des OP-Prozesses ist sehr wichtig, weil er die Basis für die gesamte zukünftige Zusammenarbeit bildet. Wenn der Prozess zu diesem Zeitpunkt weder klientenzentriert ist noch seinen Fokus auf Betätigungen gerichtet hat, ist es eher unwahrscheinlich, dass OP-Probleme, die für die Klientin bedeutsam sind, identifiziert werden.

Aber können wir überhaupt Betätigungen identifizieren, die für Frau Schmidt Bedeutung haben? Welche Betätigungen hatten für sie in der Vergangenheit Bedeutung, und welche könnten für sie in der Zukunft interessant sein? Das ist die Herausforderung, mit der die Ergotherapeutin konfrontiert ist. Sie hat die Möglichkeit, diese Herausforderung nicht anzunehmen und wie bisher auf ein Standardprogramm zurückzugreifen: Gruppenaktivitäten, Demenzgruppe etc. Eine Alternative wäre, dass die Ergotherapeutin ihre gesamte professionelle Kompetenz dazu verwendet,

Betätigung zu ermöglichen – für eine Klientin, die nicht nur ihre Betätigungen, sondern auch ihre persönliche Identität, ihre Lebensrollen und vielleicht auch ihre Spiritualität weitgehend verloren hat.

Es wäre falsch anzunehmen, dass diese Teile des therapeutischen Prozesses schnell abgehandelt werden können – ganz im Gegenteil: die Anstrengung, Einblicke zu den von Frau Schmidt noch geschätzten Betätigungen zu gewinnen und diese Einblicke durch Ausprobieren zu bestätigen, könnte sich über Wochen oder sogar Monate erstrecken. Geduld ist hier gefragt, und die Fantasie der Ergotherapeutin sollte keine Grenzen kennen, um Frau Schmidt Gelegenheiten zu geben, alte, verlorene Betätigungen wieder zu entdecken und ausprobieren zu lassen.

Ist diese hohe zeitliche Investition vertretbar? Wenn man die Alternative bedenkt, muss die Antwort lauten: ja. Professionelle „Codes of Conduct" (Verhaltenskodexe) sagen: „When relevant and appropriate, occupational therapists should negotiate and act on behalf of the clients in relation to upholding and promoting the autonomy of the individual" (British College of Occupational Therapists 2000, S. 5). Die Übersetzung lautet sinngemäß: „Sofern dies relevant und angemessen ist, sollten Ergotherapeuten bezüglich des Erhalts und der Förderung der jeweiligen individuellen Autonomie als Treuhänder der Interessen ihrer Klienten verhandeln und deren Interessen vertreten."

Zum Canadian Model of Occupational Performance gehört das Canadian Occupational Performance Measure (COPM). Dieses Messinstrument könnte hier zum Einsatz kommen; anhand eines semi-strukturierten Interviews ließen sich evtl. die Problembereiche der Occupational Performance identifizieren. Die Bereiche könnten als Basis benutzt werden, um Therapieziele und Prioritäten für therapeutische Interventionen festzulegen. Es stellt sich die Frage, ob Frau Schmidt in der Lage ist, solch abstrakte Aufgaben überhaupt durchzuführen und ob die Bewertungen immer notwendig sind. Die vorhandenen Informationen zu Frau Schmidts kognitiven Fähigkeiten vermitteln den Eindruck, dass es nicht möglich sein wird, das COPM mit ihr durchzuführen, aber man sollte auch die Meinung anderer Professioneller kritisch reflektieren. Laut Pollock u. McColl (1998, S. 102): „Therapists have been surprised on more than a few occasions by the ability of a client, previously thought to be incompetent, to articulate his or her needs. Where possible, seek the client's input and then include those around the client." Hier könnte man übersetzen: „Mehr als einmal wurden Therapeuten überrascht von der Fähigkeit des Klienten, der zunächst für unfähig gehalten wurde, seine Bedürfnisse zu artikulieren. Falls möglich, sollte die Sicht des Klienten erfragt werden und anschließend die der Personen, die ihm nahe stehen."

Mit anderen Worten: Zuerst muss die Ergotherapeutin feststellen, ob ein Interview möglich ist. Aber auch wenn dies nicht der Fall ist, sollten während des ET-Prozesses regelmäßig neue Versuche gemacht werden, sobald sich Frau Schmidts Zustand (hoffentlich) verbessert. Der COPM-Fragebogen kann hier jedoch auch als reiner **Dokumen-**

tationsbogen verwendet werden, ohne Bewertung von „Wichtigkeit", „Performance" und „Zufriedenheit". Laut COPM-Handbuch (Law et al. 1999, S. 43) kann das COPM-Interview auch durchgeführt werden, um einfach nur Informationen über die Occcupational Performance der Klientin im Alltag zu sammeln.

In Fällen, in denen eine Klientin oder ein Klient nicht in der Lage ist, autonom zu handeln, ist es ethisch vertretbar, dass die Ergotherapeutin als „Anwältin der Klientin" fungiert. Dies ist die Rolle, die Frau Schmidts Ergotherapeutin hätte annehmen müssen, wenn sich gezeigt hätte, dass Frau Schmidt die Verantwortung für ihr eigenes Leben noch nicht wieder übernehmen konnte.

Zu Beginn wird die Ergotherapeutin viel Zeit dafür aufwenden müssen, Frau Schmidt in ihrem Tagesablauf zu begleiten und zu beobachten, weil sie so sehr viele Informationen sammeln kann. Dabei ist die Ergotherapeutin nicht nur „Anwältin", sondern muss sich auch zur „Meisterdetektivin" entwickeln, sozusagen auf der Suche nach den verloren gegangenen Betätigungen. Bei Frau Schmidt gibt es wenig, was sie in ihrer jetzigen Situation tun muss oder was von ihr erwartet wird. Deshalb liegt der Schwerpunkt auf den Betätigungen, die sie durchführen möchte, die ihr Interesse an Betätigungen unterstützen bzw. wieder erwecken.

Zu Beginn der ergotherapeutischen Interventionen werden sich kaum Vorlieben oder Interessen für Betätigung erkennen lassen; die Ergotherapeutin kann lediglich Frau Schmidts Reaktionen auf bestimmte Erfahrungen beobachten. Während des Tagesablaufs kann Frau Schmidt in konkreten Situationen befragt werden, in der Hoffnung, dass sie sich zu der einen oder anderen Aktivität äußert. Anschließend kann die Ergotherapeutin die gewonnenen Eindrücke dem Pflegepersonal schildern, das evtl. noch weitere Informationen liefern kann.

Was kann nun für die Ergotherapeutin von Interesse sein, wenn sie Frau Schmidt beobachtet? Die Antwort lautet: Einfach alles! Occupation ist alles was Menschen tun, um sich zu betätigen, und über die Beschreibung dieser Betätigungen soll sich langsam ein Bild ergeben, wer diese Person ist:

Trinkt sie Tee oder Kaffee?
Zieht sie sich selbst an? Hat sie ein Lieblingskleid?
Hört sie gern Musik? Beginnt sie vielleicht spontan zu singen?
Geht sie gern spazieren?
Kann sie sich selbst waschen? Hat sie ihr eigenes Shampoo und eigene Seife? Wenn ja, mag sie lieber Lavendel- oder Rosenduft? etc.

Occupation umfasst tausend Kleinigkeiten, die wir jeden Tag ausführen; bei Frau Schmidt ist dies jedoch wahrscheinlich nicht mehr der Fall.

Durch eine Mischung aus gezielter Beobachtung und konkreten Fragen an Frau Schmidt und an das Pflegepersonal sollte es der Ergotherapeutin gelingen, mit Hilfe des COPM-Fragebogens langsam einen Betätigungskatalog zu erstellen. Bei der Validierung dieses Katalogs können das Pflegepersonal, aber auch die ergotherapeutische Kollegin und die Sozialarbeiterin sicherlich behilflich sein, doch die endgültige Validation kann nur durch Frau Schmidt selbst erfolgen. Die Ergotherapeutin sollte Situationen anbieten, in denen Frau Schmidt die aufgelisteten Betätigungen ausprobieren kann, und dann versuchen, mit ihr über ihre Erfahrung zu reflektieren. Nur so wird es z. B. möglich sein, gemeinsam mit Frau Schmidt eine Liste darüber zu erstellen, was ihr wichtig ist und was nicht und welche Prioritäten sie für ihre ergotherapeutische Interventionen setzt.

Auf jeden Fall ergeben sich aus diesen Baseline-Informationen bestimmte Fragen:
- ▶ Wenn Frau Schmidt nicht tätig ist, warum nicht?
  - Weil sie nicht tätig sein will? (Affektive Komponente)
  - Weil sie nicht tätig sein kann? (Kognitive Komponente)
  - Weil ihre Lebenssituation Betätigung behindert? (Umwelt)

Schritt 2:
Theoretischen Ansatz auswählen

> Schritt 2:
> Theoretische Ansätze und Behandlungsverfahren auswählen
>
> Bei einem klientenzentrierten Ansatz müssen die Klienten identifizieren, was für sie am wichtigsten ist. Die Ergotherapeutin dagegen muss ihr theoretisches Wissen und ihre fachlichen Kompetenzen einsetzen, um geeignete Behandlungsverfahren bzw. -ansätze auszuwählen. Möglich wären motorisch-funktionelle, neurophysiologische und -psychologische, psychosoziale und arbeitsrehabilitative Ansätze. Üblicherweise werden mehrere Ansätze eingesetzt. Für jeden Ansatz gilt aber, dass dabei auf jeden Fall Forschungsergebnisse zu beachten sind, falls für die spezifische Klientengruppe welche vorliegen (evidenzbasierte Praxis).

Da der Druck zunimmt, evidenzbasiert zu arbeiten, werden Ergotherapeutinnen und Ergotherapeuten ermutigt, durch Forschung validierte theoretische Ansätze zu nutzen. Auch im Falle von Frau Schmidt würde es sich bestimmt lohnen, eine Literaturrecherche durchzuführen und dabei z. B. Stichworte wie „Demenz", „Ergotherapie", „therapeutische Programme" abzufragen. Sollten keine brauchbaren Programme mit einem hohen Grad an Evidenzbasierung gefunden werden können, ist es Aufgabe der Ergotherapeutin, eine Reihe subjektiver Hypothesen zu entwickeln und während des therapeutischen Prozesses zu überprüfen, um sie entweder zu verwerfen oder als bestätigt zu betrachten.

Sicherlich wird Schritt 3 des OP-Prozesses eine Schlüsselrolle bei der Feststellung einnehmen, ob die Betätigungsdysfunktion (occupational dysfunction) hauptsächlich auf kognitive und/oder affektive Performanzkomponenten, auf Faktoren der sozialen Umwelt oder – was wahrscheinlicher sein dürfte – auf eine Kombination aller Faktoren zurückzuführen ist.

Schritt 3: Performanzkomponenten und Umweltbedingungen herausfinden

> Schritt 3:
> Performanzkomponenten und Umweltbedingungen identifizieren
>
> Aus der anfänglichen OP-Problemidentifikation ergeben sich bereits Hinweise, welche **Performanzkomponenten** in der Behandlung relevant sein werden. Jetzt finden Klientin und Ergotherapeutin heraus, welche Komponenten zu den OP-Problemen geführt haben und welche **Umweltelemente** die Occupational Performance behindern.

Bisher haben Performanzkomponenten und Umweltfaktoren wenig Aufmerksamkeit in Frau Schmidts ergotherapeutischer Behandlung gefunden. Sie wurden noch nicht identifiziert, und ihre Auswirkungen auf die Occupational Performance (Betätigungsperformanz) der Klientin wurden noch nicht analysiert. Zu diesem Zeitpunkt wird deutlich, dass eine interdisziplinäre Zusammenarbeit zwischen verschiedenen Berufsgruppen (u.a. auch mit der klinischen Psychologie) nötig ist, damit wir ein genaueres Bild von Frau Schmidts **kognitiven Fähigkeiten,** aber auch von ihren Stärken (z.B. Motivation) und möglichen depressiven Neigung erhalten. Grundsätzlich sind die Diagnosen Demenz und Alkoholismus in Frage zu stellen.

Es ist eher unwahrscheinlich, dass Frau Schmidt in der Lage ist, an formellen Tests, z.B. bezüglich ihrer kognitiven Fähigkeiten, teilzunehmen. Deshalb besteht hier beinahe die einzige Möglichkeit darin, vorsichtig Vermutungen zu entwickeln und diese bestätigen oder nicht bestätigen zu lassen. Ausgangspunkt ist die gezielte Beobachtung bei der Ausführung bestimmter Aufgaben.

Viel problematischer wird es, Einblicke in Frau Schmidts **affektiven Zustand** zu bekommen. Hier soll die Therapeutin mit äußerstem Feingefühl anhand von Gesprächen ergründen, wie die Klientin ihre Lebensgeschichte und ihre jetzige Lebenssituation selbst betrachtet. Von besonderem Interesse sind ihre Beziehungen (bzw. der Abbruch der Beziehung) zu ihrer Tochter und dem Enkelkind. Die einzige Person, die in der Vergangenheit Kontakt zur Tochter hatte, ist die Sozialarbeiterin, die deshalb frühzeitig in die Behandlung (re)integriert werden sollte, falls Frau Schmidt in der unmittelbaren Zukunft ein Treffen mit ihrer Tochter wünscht.

Die **institutionelle Umwelt** setzt der Occupational Performance Frau Schmidts erhebliche Grenzen. Durch das Leben auf einer Demenzstation ist anzunehmen, dass Frau Schmidt das Recht auf eine selbständige Regelung ihrer persönlichen Angelegenheiten verloren hat. Es wäre wichtig, in diesem Zusammenhang mehr über die institutionellen Bedingungen zu erfahren:
- Wie werden Mahlzeiten auf der Station organisiert?
- Steht auf der Station eine Küche zur Verfügung?
- Haben die Bewohner die Möglichkeit, auch zwischen den regulären Essenszeiten selbst Tee oder Kaffee zu kochen?

- Haben Bewohner einen Aufenthaltsraum, wo sie evtl. mit ihrem Besuch sitzen können?
- Besteht überhaupt die Möglichkeit, dass Bewohner einkaufen gehen können?
- Zusammengefasst heißt dies: In wie weit haben die Bewohner überhaupt Möglichkeiten, ihr eigenes Leben zu gestalten und zu kontrollieren?

Dies sind grundlegende Fragen, deren Antworten Auskunft über den Grad von Frau Schmidts Selbständigkeit geben können.

Frau Schmidts **soziales Umfeld** ist ebenfalls erheblich reduziert, soziale Kontakte finden potentiell entweder nur mit Mitbewohnern oder dem Personal statt. Wir lesen, dass sie auf direkte Ansprache positiv reagiert, wissen aber nicht, ob sie selbst Kontakt mit anderen initiiert. Wichtig wäre zu erfahren, ob innerhalb des Pflegeheims überhaupt gemeinsame Aktivitäten stattfinden, ob es auf der Station z. B. einen gemeinsamen „Kinoabend" gibt oder bei schönem Wetter Spaziergänge im Park. Vieles hängt hier von der Einstellung des Pflegepersonals ab. Entweder es überwiegt die Gruppe, die nach dem Motto „satt und sauber" nur ihre Dienste durchführt (im Vergleich zu einer Dienstleistungserbringung), oder es werden innerhalb der institutionellen Abläufe so oft wie möglich soziale Interaktionen gefördert. Lehnt das Team ein klientenzentriertes Vorgehen ab, wird die Ergotherapeutin für ihr Vorhaben viel Überzeugungskraft und Geschick benötigen. Arbeitet die Ergotherapeutin als Einzige im Haus klientenzentriert, sind die Erfolgsaussichten gering. Daher sollten die anderen Team-Mitglieder ebenfalls motiviert sein, entsprechend vorzugehen.

Schritt 4: Stärken und Ressourcen herausfinden

Schritt 4:
Stärken und Ressourcen identifizieren

Jeder Klient und jede Klientin bringt **persönliche Stärken** in den Behandlungsprozess ein. Beispiele dafür sind eine starke Motivation, wieder arbeiten zu können und die Familie zu versorgen, adäquate Bewältigungsstrategien zu demonstrieren oder einfach einen guten Sinn für Humor zu zeigen.

Ressourcen dagegen sind auch in der Umwelt zu finden: in Form von sozialer Unterstützung, finanzieller Unterstützung durch den Arbeitgeber oder die Kirche und durch Nachbarschaftshilfe bei Alltagsproblemen zu Hause. Hier geht es darum, die Stärken und mögliche Quellen zu eruieren. Es ist wesentlich, dass Ergotherapeutinnen und Ergotherapeuten Expertenwissen und Energie in die Behandlung einbringen, um zur Lösung von OP-Problemen beizutragen.

Wenn wir annehmen, dass Frau Schmidt nicht nur Schwächen, sondern vielleicht immer noch Stärken besitzt, worin könnten diese liegen? Wir wissen, dass Frau Schmidt an den gemeinsamen Übungen der Dementengruppe teilnimmt, auf direkte Ansprache sehr positiv reagiert und „wache Augen" hat. Es könnte sein, dass sie noch einen Drang hat, am Leben teilzunehmen und ihr dazu nur Gelegenheiten gegeben werden müssten. Frau Schmidt hat in ihrem Leben bereits sehr viele Verluste erlitten, die sie aber „überlebt" hat. Dies lässt darauf hoffen, dass sie durch aktivere Teilnahme und mit etwas Unterstützung auch die momentane Situation bewältigen kann.

Eine mögliche Motivationsquelle könnte darin bestehen, frühere Kontakte wieder aufzunehmen. Es müsste sorgfältig erkundet werden, ob Frau Schmidt ihr Enkelkind, ihre Tochter oder möglicherweise ihre früheren Nachbarn wiedersehen möchte. Schwierig zu recherchieren ist, ob ihre Geschwister noch leben. Auf jeden Fall scheint sie – abgesehen von ihrer Schwerhörigkeit – für ihre 83 Jahre körperlich fit zu sein.

Wie bereits erwähnt, trifft Frau Schmidt in der **institutionellen Umwelt** auf erhebliche Barrieren. In der unmittelbaren Umgebung gibt es allerdings ein parkähnliches Gelände, und in 10-minütiger Entfernung gibt es ein Café und einige Geschäfte. Mit anderen Worten: Die **physische Umwelt** bietet Möglichkeiten zur Interaktion, die früh in der Behandlung berücksichtigt werden könnten. Grundsätzlich ist es wünschenswert, Frau Schmidt aus der Dementenstation herauszuholen. Hier kann ein Programm zur „De-Institutionalisierung" (Enthospitalisierung) ansetzen, beginnend mit einem Spaziergang zu den Geschäften, Kaffeetrinken im Cafe, systematisch weitergeführt bis hin zu einer Busfahrt und einem Stadtbummel.

Bezüglich der **sozialen Umwelt** war Frau Schmidt vielleicht Mitglied in einer kirchlichen Gruppe oder in einem Frauen-Verein, die möglicherweise auch jetzt bereit wären, Unterstützung zu bieten und sich um Frau Schmidt und evtl. um andere Bewohner zu kümmern. Der soziale Kontakt könnte in Form von Besuchen im Heim oder Einladungen zu organisierten Aktivitäten außerhalb des Heims stattfinden.

Schritt 5:
Anzustrebende Ziele und Vorgehensweisen gemeinsam festlegen

Schritt 5:
Anzustrebende Ziele (target outcomes) feststellen und Vorgehensweisen gemeinsam festlegen

Die zu erzielenden **Ergebnisse** (target outcomes) der ergotherapeutischen Behandlung werden von Klientin und Ergotherapeutin gemeinsam identifiziert und festgelegt. Sie entwickeln einen **Aktionsplan**, wie die bestehenden Probleme in der Occupational Performance am besten zu mindern oder sogar zu beheben sind. Die Behandlungsziele sollen konkret und realisierbar sein.

In Anbetracht ihrer derzeitigen Situation könnten Frau Schmidts OP-Probleme in den Bereichen **Selbstversorgung** und **Freizeit**, aber kaum in der Produktivität liegen. Frau Schmidt hat ein schweres, sogar ein ziemlich hartes Leben geführt, und unter Berücksichtigung ihres Alters scheint die Produktivität sekundär. Hat Frau Schmidt jedoch das Ziel und den Wunsch, ihr Leben wieder ein Stück weit selbständig zu bestimmen und von der Dementenstation in den Bereich der ambulanten Pflege zu wechseln, dann muss das Ziel der Therapie darin bestehen, dass die Klientin Teilbereiche im Haushalt selbst regeln kann.

Im Bezug auf ihre Freizeitaktivitäten hat Frau Schmidt mit den Entscheidungsmöglichkeiten zur Regelung ihrer persönlichen Angelegenheiten auch ihre Freizeitgestaltung verloren. Deshalb könnten die mit ihr vereinbarten Ziele wie folgt aussehen:

▶ **Selbstversorgung:**
Möglichkeiten zur Selbstversorgung wiederherstellen.
- Selbständigkeit bei der Selbstversorgung erreichen:
Essen,
Hygiene,
Anziehen,
Mobilität,
Regelung der persönlichen Angelegenheiten.
Wechsel von der Dementenstation in den ambulanten Pflegebereich.

▶ **Produktivität:**
Teilbereiche im Haushalt selbständig durchführen.

▶ **Freizeit:**
Sinnvolle Freizeitaktivitäten entdecken und realisieren.
Soziale Kontakte herstellen und aufbauen.
Familiäre Kontakte wiederherstellen.
Teilnahme am gesellschaftlichen Leben wiederherstellen.

Schritt 6:
Geplante Vorgehensweisen durch entsprechende Betätigungen umsetzen

> Schritt 6:
> Geplante Vorgehensweisen durch entsprechende Betätigungen umsetzen
>
> Durch das therapeutische Medium **Occupation** werden die Behandlungspläne umgesetzt. Eine ständige Überprüfung und Modifikation ist notwendig, um festzustellen, ob die ausgewählten Aktivitäten dazu geeignet sind, die Einschränkungen in der Occupational Performance zu beheben oder negative Umweltelemente zu beseitigen.

Der Fokus des ergotherapeutischen **Aktionsplans** muss auf die Occupational Performance (Betätigungsperformanz) gerichtet sein, und das konzeptionelle Modell muss diesen Fokus mit der Erbringung ergotherapeutischer Dienstleistungen verbinden. Stanton et al. (1997, S. 97) stellen die Organisation von Dienstleistungen auf 3 Ebenen dar, nämlich
▶ Klientenebene,
▶ Dienstleistungsebene und
▶ gesellschaftliche Ebene.

Die Klientenebene bezieht sich auf die Behandlung von Frau Schmidt. Wenn möglich, sollte sie Einzelbehandlungen erhalten und zusätzlich an noch einzurichtenden Gruppenaktivitäten (siehe Dienstleistungsebene) teilnehmen. Die anderen Ebenen beziehen sich auf **Änderungsvorschläge** (zum institutionellen Rahmen), von denen nicht nur Frau Schmidt, sondern alle Bewohner profitieren sollen.

**Klientenebene
(Frau Schmidt als Klientin)**
In Bezug auf die Ziele im **Freizeitbereich** sollte Frau Schmidt weiterhin ihrem Interesse an der Seidenmalerei folgen. Die Produkte dieser Betätigung könnte sie dann ihrem Enkel oder ihrer Tochter schenken, falls sie das möchte. Weitere Betätigungen, die sich für mögliche Besuche positiv auswirken könnten, wären Backen und Kochen. Am Anfang müsste dies auf der Stationsküche durchgeführt werden, später vielleicht in einem speziellen Wohntrakt, der an den Therapiebereich angebaut werden könnte. Hier wären leichte Haushaltsaktivitäten durchzuführen, die Aufschluss darüber geben könnten, wie Frau Schmidt zukünftig im ambulanten Bereich zurecht käme.

Eine sinnvolle Freizeitaktivität könnte darin bestehen, einen kleinen Garten anzulegen. Damit verbunden wäre der Einkauf von Samen, Pflanzen und Ähnlichem in der Stadt oder ein Ausflug zu einer Gartenschau. Die Ergebnisse dieser Freizeitgestaltung in Form von Blumen oder Gemüse kämen mehreren Personen zugute, und es wäre zu überlegen, ob mit 2 oder 3 Personen eine Gartengruppe eingerichtet werden könnte. Weil im Pflegeheim offensichtlich Personalprobleme herrschen, könnten zur Unterstützung Patienten aus dem ambulanten Pflegebereich in die Gruppe eingebunden werden.

Frau Schmidts Interesse an Reisen könnte durch ein „USA-Projekt" wieder erweckt werden. Bildmaterial, die Teilnahme an Dia-Vorträgen oder ein Kinobesuch könnte sie begeistern und motivieren. Zu Beginn der Behandlung könnte sie einen kleinen Ausflug zum Kaffeetrinken in Heimnähe machen. Später könnten Ausflüge in die Stadt durchgeführt werden, damit sie persönliche Gebrauchsgegenstände einkaufen könnte.

Durch eine gezielte ergotherapeutische Behandlung mit Blick u. a. auf die Occupational Performance im **Selbstversorgungsbereich** sollte regelmäßig überprüft werden, ob Frau Schmidt nicht allmählich mehr Verantwortung für sich selbst übernehmen und evtl. zum ambulanten Pflegebereich wechseln könnte.

Im Hinblick auf Frau Schmidts Performance-Komponenten und evtl. kognitive Defizite sind **kognitives Training** und **Orientierungstraining** in ihr Behandlungsprogramm zu integrieren.

**Dienstleistungsebene
(Kollegen als Klienten)**
Die Ergotherapeutin sollte den Kontakt zur Kollegin in der Physiotherapie ausbauen mit dem Ziel, gemeinsam eine Seniorensportgruppe ins Leben zu rufen. Bei schönem Wetter könnten Spaziergänge, kleine Wanderungen, Boccia-Spiele und Ähnliches unternommen werden, und bei schlechtem Wetter könnten Sportangebote, Karten- und Brettspiele das Angebot ergänzen.

Überhaupt kann die Ergotherapeutin Anregungen und Impulse für eine verbesserte **Koordination bzw. Kommunikation** zwischen Mitgliedern des Rehabilitationsteams geben. Regelmäßige Teambesprechungen und Fortbildungen könnten die Prozessqualität positiv beeinflussen, auch die Ergebnisse des COPM-Interviews würden zu **zielorientierteren Dienstleistungen** führen. Das COPM ist von und für Ergotherapeuten konzipiert, eignet sich aber auch hervorragend als Messinstrument für das (interdisziplinäre) Team (Fedden et al. 1999).

Auf der Dienstleistungsebene wäre außerdem ein **Qualitätszirkel** ins Leben zu rufen mit der ersten Aufgabe, **Strukturqualität** zu überprüfen. Es scheint nämlich dringend erforderlich, eine feste Psychologen-Stelle einzurichten; dafür könnte z. B. eine halbe Arzt-Stelle ausgetauscht werden.

Die Kommunikation und Koordination mit der Sozialarbeiterin wird zwingend erforderlich, wenn Frau Schmidts familiäre Kontakte wieder hergestellt werden sollen.

Es ist zu erwarten, dass die Kollegen die geplanten Interventionen nicht begrüßen. Auf organisatorischer Ebene wird oft ungern auf etablierte Abläufe verzichtet. Eine der Fortbildungsveranstaltungen könnte dem Thema „Klientenzentriertheit" gewidmet werden.

Gesellschaftliche Ebene (Umwelt)
Welch großen Einfluss die Umwelt auf die Occupational Performance hat und dass die Umwelt OP erleichtert, wenn sie z. B. adaptiert ist, wurde bereits mehrfach erwähnt. Anderseits kann die Umwelt die Performance von Personen mit Fähigkeitsstörungen beeinträchtigen, z. B. „wenn zu wenig Geld für physische Adaptationen vorhanden ist oder wenn die Einstellung der Gesellschaft die Integration eines Individuums verhindert" (Law et al. 1999, S. 159).

In Frau Schmidts Pflegeheim sollte ein frischer Wind der **Autonomie** wehen. Keine Möglichkeit sollte ausgelassen werden, um die allgemeinen Lebensbedingungen zu verbessern. Hier scheint es angemessen, sowohl den Trägerverein als auch Vereine der Öffentlichkeit zu involvieren, wie z. B. Lions, Rotary und Round Table. **Spenden** sollten organisiert werden, und es sollten Überlegungen zum Bau einer Küche oder noch besser eines Übungsappartements im Therapiebereich angestellt werden.

Um weitere **soziale Kontakte** herzustellen und die Teilnahme am gesellschaftlichen Leben zu ermöglichen, könnten Projekte wie „Adopt a granny" (Großeltern-Adoptions-Projekt) mit Schulen in der Umgebung ins Leben gerufen und Musik- oder Tanzgruppen eingeladen werden.

Eine **Bewohnervertretung** (Heimrat) sollte gewählt werden und mit Vertretern des Heims regelmäßig tagen. Auch durch Aktivitäten wie „Tag der offenen Tür", „Weihnachtsbazar" etc. sollten die Kontakte zwischen Heim und Gesellschaft hergestellt und gepflegt werden – nicht nur zum Wohl von Frau Schmidt, sondern zum Wohl aller Bewohner des Heims.

Schritt 7:
OP-Ergebnisse evaluieren

> Schritt 7:
> Occupational-Performance-Ergebnisse evaluieren
>
> Wenn die angestrebten Ziele zur Zufriedenheit der Klientin erreicht wurden, ist die Behandlung beendet. Werden die Ziele nicht erreicht, müssen sie erneut überprüft und die relevanten Teile des Prozesses wiederholt werden.

Es mag der Eindruck entstehen, dass die Schritte im OP-Prozess unabhängig und isoliert voneinander stattfinden – doch das Gegenteil ist der Fall. Zu Beginn der Behandlung versucht die Ergotherapeutin gleichzeitig, Informationen zu sammeln und diverse Tätigkeiten anzubieten. So kann Frau Schmidt ausprobieren und dann feststellen, was für sie wichtig ist und was ihr ganz einfach Spaß macht. So sollte es möglich sein, anhand des kanadischen Modells und mit Hilfe der COPM als Dokumentationsbogen die Behandlungsziele zu definieren.

Am Anfang des Kapitels wurde darauf hingewiesen, dass es notwendig ist, dem Kostenträger Effektivitätsnachweise von Interventionen zu liefern.

Beachte ▶ Der Erfolg eines Qualitätsmanagements in der Ergotherapie hängt stark davon ab, dass Ziele klar definiert, verfolgt und erreicht werden. Will man feststellen, in wie weit ein Ziel erreicht wurde, muss der Prozess überprüfbar sein.

Falls sich Frau Schmidts Zustand im Laufe der Behandlung verbessert, sollte die Ergotherapeutin das COPM noch einmal auch mit der Bewertung durchführen, um Informationen über Unterschiede in Performance und Zufriedenheit über eine bestimmte Zeitspanne zu erhalten. Alternativ kann sie auch die Tagesabläufe und die Zeiten, die Frau Schmidt mit den angestrebten Betätigungen verbringt, dokumentieren. Dabei sollte ein deutlicher Rückgang der Zeit zu verzeichnen sein, die Frau Schmidt damit verbringt, dass sie „auf dem Bett liegend oder im Sessel sitzend vor sich hin döst".

Bei Frau Schmidt ist eine Überprüfung der erreichten Ziele, der defizitären Performance-Komponenten und der Umwelt sicherlich erst nach 3 oder 4 Monaten sinnvoll. Wenn die angestrebten Ziele erreicht wurden, wird die Behandlung beendet; bei neu auftretenden oder noch vorhandenen Problemen der Occupational Performance wird der Prozess so oft wie nötig wiederholt.

Sicherlich ist es in einem komplexen Fall wie bei Frau Schmidt nicht so einfach, das COPM anzuwenden, und vielleicht können nur einige Aspekte der COPM verwendet werden, aber trotzdem:

Die Anwendung des COPM unterstützt Ergotherapeuten darin, den Behandlungsschwerpunkt festzulegen. Somit orientiert sich die Ergotherapie an den Bedürfnissen des Klienten und führt mit größerer Wahrscheinlichkeit zu Sinn und Bedeutung für den Klienten und zum erwünschten Ergebnis (Law et al. 1999, S. 172).

7.4 Ausblick

Die Notwendigkeit für Forschungsaktivitäten in der Ergotherapie entsteht nicht nur aus dem Bedarf heraus, Arbeitgebern und Kostenträgern Nachweise der Wirksamkeit therapeutischer Interventionen zu erbringen. Es geht auch darum, einen eigenen **Wissensfundus** (body of knowledge) speziell für die Ergotherapie zu erstellen. Weltweit sind Ergotherapeuten in der Forschung aktiv, und es gibt mittlerweile auch in Deutschland Zeitschriften, die der Verbreitung von Ergebnissen wissenschaftlicher Arbeiten dienen. Manchmal sind die Forschungsaktivitäten klein und bescheiden – es ist ein Irrtum zu glauben, jede Studie sei ein „Millionen schweres Projekt" – und tatsächlich hat jeder Ergotherapeut, ob in einer Klinik oder in der eigenen Praxis, die Möglichkeit, die von seinen Klienten gewonnenen Daten systematisch zu organisieren und analysieren, um in Erfahrung zu bringen: „Am I doing the right things" und, viel wichtiger, „Am I doing the right things right?" (Grey 1997, S. 17).

Bisweilen entsteht der Eindruck, dass in vielen ergotherapeutischen Abteilungen „the wrong things right" gemacht werden. Als Professionelle im Gesundheitswesen sind Ergotherapeuten verpflichtet, Dienstleistungen zu erbringen, die die Bedürfnisse ihrer Klienten schnell, kostengünstig und effektiv erfüllen. Bis jetzt ist die Berufsethik, in der professionelle Vorgehensweisen explizit niedergelegt sind und ein schwerer Verstoß gegen den Kodex evtl. einen Entzug der Lizenz zur Berufsausübung nach sich ziehen könnte, in Deutschland kaum ausformuliert.

Auch Frau Schmidt und ihre Mitbewohner im Heim bieten reichhaltiges Material für ergotherapeutische Forschungsaktivitäten und könnten einen Beitrag dazu leisten, unsere professionellen Kenntnisse zu erweitern. Dazu bieten sich z. B. folgende Fragen an:

- Welche OP-Probleme werden von den Bewohnern hauptsächlich identifiziert?
- Identifizieren die männlichen Bewohner andere Probleme als die weiblichen Bewohner?
- Wie ist ihre gesundheitsbezogene Lebensqualität, und haben Betätigungen darauf tatsächlich einen Einfluss?
- Sind Gesundheit und Wohlbefinden mit der zufrieden stellenden Durchführung von Betätigungen verbunden?
- Finden Klienten ein klientenzentriertes Vorgehen angenehmer, und wenn ja, in welcher Hinsicht?

Dies sind elementare Fragen, die wir in der Ergotherapie erst zu beantworten beginnen. Hier können das Canadian Model of Occupational Performance und andere konzeptionelle Modelle eine mögliche Stütze sein. Sie bieten einen Bezugsrahmen, die komplexen Fälle, die Lebensgeschichten unserer Klienten besser zu verstehen. Damit erhöht sich die Wahrscheinlichkeit, dass effektivere therapeutische Programme angeboten werden – Frau Schmidt und alle unsere Klienten haben ein Recht darauf.

7.5 Literatur

British College of Occupational Therapists (2000) Code of ethics & professional conduct for occupational therapists. BAOT, London

Canadian Association of Occupational Therapists (1991) Occupational therapy guidelines for client-centered practice. ACE Publications, Ottawa

Canadian Association of Occupational Therapists (1997) Enabling Occupation: an occupational therapy perspective. ACE Publications, Ottawa

Department of National Health and Welfare and the Canadian Association of Occupational Therapists (1987) Toward outcome measures in occupational therapy (H39-114/1987 E). Department of Health and Welfare, Ottawa, ON

Donabedian A (1966) Evaluating the quality of medical care. Millbank Memorial Fund Quarterly 44: 166–206

Fedden T, Green A, Hill T (1999) Out of the woods: the Canadian Occupational Performance Measure, from the manual into practice. British Journal of Occupational Therapy 62/7: 318–327

Grey JAM (1997) Evidence-based Healthcare. Churchill Livingstone, London

Harth A, Wolf I (1998) Qualitätsmanagement. In: Jehn P, Scheepers C, Steding-Albrecht U (Hrsg) Vom Behandeln zum Handeln. Thieme, Stuttgart, S 110–115

Kielhofner G, Burke J (1980) A model of human occupation. Part I: Conceptual framework and content. American Journal of Occupational Therapy 34: 572–581

Law M, Baptiste S, Carswell-Opzoomer A, McColl M, Polatajko H, Pollock N (1990) The Canadian Occupational Performance Measure: an outcome measurement protocol for occupational therapy. Canadian Journal of Occupational Therapy 57: 82–87

Law M, Baptiste S, Mills J (1995) Client-centered practice: what does it mean and does it make a difference? Canadian Journal of Occupational Therapy 62: 250–257

Law M, Polatajko H, Baptiste S, Townsend E (1997) Core concepts of occupational therapy. In: Enabling occupation: an occupational therapy perspective. CAOT ACE Publications, Ottawa, S 30–56

Law M (1998) Client-centered occupational therapy. SLACK, Thorofare, NJ

Law M, Baptiste S, Carswell A, McColl M, Polatajko H, Pollock N (1998) Canadian Occupational Performance Measure, 3rd ed. CAOT Ace, Toronto. Lizensierte deutsche Ausgabe (1999) Übersetzung: Dehnhardt B, Harth A, Meyer A. Selbstverlag

Law M, Polatajko H, Carswell A, McColl M-A, Pollock N, Baptiste S (1999) Das Kanadische Modell der Occupational Performance und das Canadian Occupational Performance Measure. In: Jerosch-Herold C, Marotzki U, Hack BM, Weber P (Hrsg) Konzeptionelle Modelle für die ergotherapeutische Praxis. Rehabilitation und Prävention 49. Springer, Berlin Heidelberg New York Tokyo, Springer, S 156–174

Mosey A (1980) A model for occupational therapy. Occupational therapy in mental health 1:11–32

Pollock N, McColl MA (1998) Assessment in client-centered occupational therapy. In: Law M (Ed) Client-centered occupational therapy. SLACK Thorofare NJ, S 89–105

Reed K, Sanderson S (1980) Concepts of occupational therapy. Williams & Wilkins, Baltimore

Stanton S, Kramer C, Thompson-Franson T (1997) Linking concepts to a process for organising occupational therapy services.

In: Enabling occupation: an occupational therapy perspective. CAOT ACE Publications, Ottawa, S 95–135

World Health Organisation (1958) The first ten years of the World Health Organisation. Geneva

8 Schlussüberlegungen und Ausblick

ROMAN WEIGL

Inhaltsverzeichnis

8.1   Konzeptionelle Modelle – Kekse oder Krokodile? 132

8.2   Allgemeine Überlegungen zu konzeptionellen Modellen 132
8.2.1   Vier Modelle – vier verschiedene Ergebnisse?   132
8.2.2   Verbindung zwischen Theorie und Praxis   133
8.2.3   Argumente für die Verbreitung konzeptioneller Modelle   135
8.2.4   Entwicklung eines persönlichen Arbeitsmodells   137

8.3   Auswirkungen auf die Ergotherapie in der Praxis 137
8.3.1   Abkehr von der Medizin als „vorrangiger Referenzwissenschaft" der Ergotherapie   137
8.3.2   Gefährden oder ermöglichen konzeptionelle Modelle die Finanzierung der Ergotherapie?   138
8.3.3   Ist modellgeleitete Ergotherapie durch ihre Alltagsnähe effizienter?   139

8.4	**Die Wissenschaft Ergotherapie** 141	
8.4.1	Gegenstandsbereich der ergotherapeutischen Wissenschaft 141	
8.4.2	Finanzierung modellgeleiteter Forschung 142	
8.4.3	Ergotherapeutisches Handeln im gesellschaftlichen Kontext 143	
8.4.4	Eine ergotherapeutische Fachsprache 144	
8.5	**Zusammenfassung** 145	
8.6	**Literatur** 145	

8.1 Konzeptionelle Modelle – Kekse oder Krokodile?

In diesem Kapitel soll es darum gehen, offene Fragen aus den vorhergehenden Beiträgen aufzugreifen und sie mit der derzeitigen Diskussion zur Theoriebildung in der deutschsprachigen Ergotherapie in Verbindung zu bringen. Anhand offener Fragen entwerfe ich außerdem Visionen über eine Entwicklung der deutschsprachigen Ergotherapie. Damit wage ich einen Ausblick in die Zukunft.

Zu Beginn sei mir ein ironischer Seitenblick auf die Situation konzeptioneller Modelle innerhalb der deutschsprachigen Ergotherapie gestattet. Der Umgang vieler deutschsprachiger Berufskollegen mit ergotherapeutischen Modellen weist für mich Ähnlichkeiten mit dem auf, was in Abb. 8.1 dargestellt ist. Häufig befinden sich Ergotherapeuten mitten im Entscheidungsprozess, ob konzeptionelle Modelle nun wirklich verheißungsvolle und wohl schmeckende Kekse sind (d.h. endlich erklären zu können, was Ergotherapie ist, Zuständigkeiten besser definieren zu können etc.), die man in der Ferne erblicken kann –, oder ob es sich dabei um Furcht erregende Krokodile handelt (so trocken und theoretisch, fern von der beruflichen Praxis etc.). Sind es die Kekse wert, dass man sich Aufbau und Philosophie der Modelle mühsam erarbeitet und sich damit beschäftigt?

8.2 Allgemeine Überlegungen zu konzeptionellen Modellen

8.2.1 Vier Modelle – vier verschiedene Ergebnisse?

Trotz der Unterschiede in der Vorgehensweise und im benutzten Vokabular fällt auf, dass alle vier konzeptionellen Modelle, die in diesem Band beschrieben sind, zu ähnlichen Ergebnissen kommen. Es stellt sich die Frage: Warum ist das so? Reicht vielleicht doch ein „großes" Modell für die Ergotherapie?

Konzeptionelle Modelle stellen das Denken einer Berufsgruppe auf einer theoretischen Ebene dar. Sie versuchen, diese Denkweise begrifflich abzubilden. Alle Modelle stellen trotz ihrer unterschiedlichen Vorgehensweisen ein ähn-

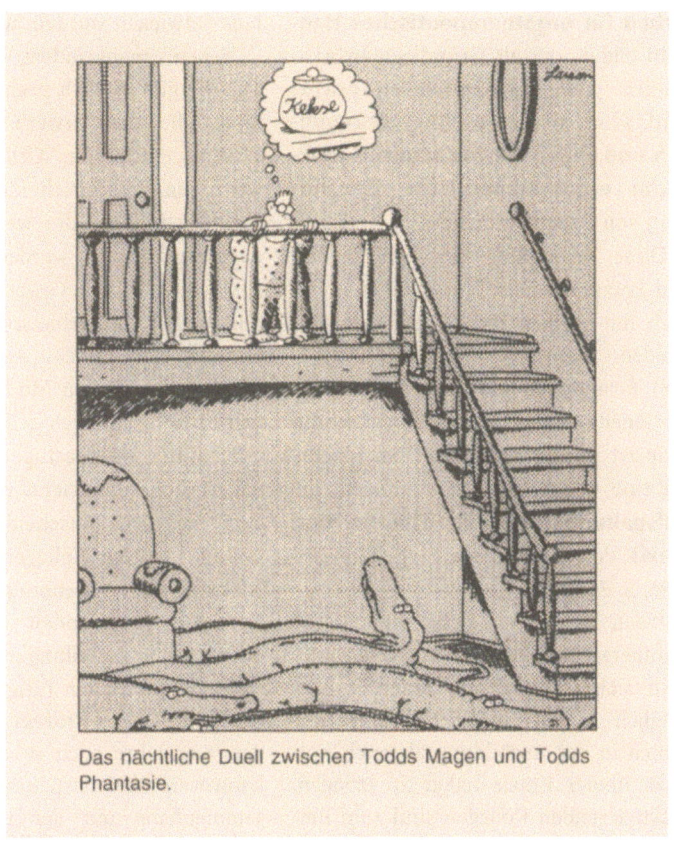

Das nächtliche Duell zwischen Todds Magen und Todds Phantasie.

Abb. 8.1 Gary Larson. (Aus Larson G: Alle Kühe dieser Erde. Goldmann Verlag, 1994. Mit freundlicher Genehmigung von Creators Syndicate International, Los Angeles)

liches Konstrukt in ihren Mittelpunkt: **den Menschen und seine Betätigung, seine Handlungsperformanz.** Daher kommen die vier Modelle auf unterschiedlichen Wegen doch zu ähnlichen Ergebnissen, um das Handeln/Betätigen von Frau Schmidt unterstützen zu können.

Würden die Ergebnisse der Analyse durch die vier Modelle große Differenzen aufweisen, müsste man davon ausgehen, dass es sich um die Arbeit unterschiedlicher Berufsgruppen handelt.

8.2.2 Verbindung zwischen Theorie und Praxis

Aus meiner Sicht liegt der Sinn dieses Buches nicht nur in der Gegenüberstellung von vier Praxismodellen. Es soll auch zeigen, dass konzeptionelle Modelle nicht nur einen **theoretischen Unterbau für ergotherapeutisches Handeln** bilden, der als Grundlage an Akademien und Fachhochschulen gelehrt wird, sondern auch wichtige **Anregungen und Hilfen für die tägliche praktische ergotherapeutische Behandlung** von Patienten bieten.

Diese Verbindung zwischen Theorie und Praxis ist nicht immer einfach und auch mit Risiken für beide Seiten verbunden. Marotzki u. Hack (1999, S. 178) formulieren die Sorge, dass konzeptionelle Modelle einseitig praktisch rezipiert werden könnten. Dem möchte ich eine weitere Sorge hinzufügen: die **Aufspaltung zwischen Theorie und Praxis** der Ergotherapie (vgl. Steward 1996, S. 265).

Wenn es immer mehr theoretische ergotherapeutische Grundlagen gibt, stellt sich verstärkt die Frage, wie es möglich ist, die Theorien sowohl Studenten in der Ausbildung als auch Kollegen in der Praxis näher zu bringen. Praktizierenden Kollegen sind zum Beispiel das Canadian Occupational Performance Measure (COPM) oder das Perceive, Recall, Plan & Perform System of Task Analysis (PRPP) wesentlich früher ein Begriff als die konzeptionellen Modelle, die diesen Instrumenten zugrunde liegen: das Canadian Model of Occupational Performance bzw. das Occupational Performance Model (Australia).[1] Manchmal sind die Modelle trotz der Anwendung von Assessments (Instrumenten zur Befunderhebung), die daraus entwickelt wurden, unbekannt.

Neben mangelndem Interesse an Theorie gibt es auch praktische Hindernisse, die den Erwerb theoretischen Wissens erschweren. Geht es beispielsweise um die Entscheidung, mit welcher Fortbildung die wenigen Fortbildungstage genutzt werden sollen, wird aus verständlichen Gründen häufig ein unmittelbar fachgebietsrelevanter, praxisnaher Kurs gewählt – und kein Einführungskurs in ein Modell (so praxisnah er vielleicht auch gehalten wird).

Die deutschsprachige Ergotherapie nähert sich zunehmend dem Punkt, an dem sie sich entscheiden muss, ob praktisch tätige Kollegen in die Entwicklung und Anwendung theoretischer Konzepte eingebunden werden sollen oder ob eine Aufteilung zwischen Theorie und praktischer Tätigkeit sinnvoller erscheint. Dieser Prozess wurde Anfang der 90er Jahre auch in den USA sehr kontrovers diskutiert, und zwar im Zusammenhang mit der Gründung der „Occupational Science", der Wissenschaft über die Betätigung/Handlungsperformanz. Auf der einen Seite standen die, die sich eine von der Praxis unbeeinflusste Grundlagenforschung wünschten, und auf der anderen Seite standen die Befürworter einer ergotherapeutischen Wissenschaft, die sich mit den Grundlagen in engem Zusammenhang mit der praktisch orientierten Ergotherapie beschäftigen (vgl. Mosey 1992, Zemke u. Clark 1996).

Meiner Meinung nach spricht nichts gegen eine Aufgabenteilung, die verständlicherweise auf beiden Seiten ihre Spezialisten hervorbringt. Durch eine fortschreitende **Separierung zwischen**

---

[1] Mit Assessments aus dem von Kielhofner entwickelten Model of Human Occupation ist es wahrscheinlich ähnlich; dazu fehlt mir aber die persönliche Erfahrung.

Theorie und Praxis würden aber beiden Bereichen wichtige Entwicklungsimpulse verloren gehen. Gerade in der Ergotherapie waren praktische Erfahrungen oft wichtige Motoren für wissenschaftliche Forschung und Theorieentwicklung. Als Beispiel sei hier Jean Ayres genannt: Ayres' praktische Arbeit mit zerebralparetischen Kindern und ihre späteren Beobachtungen lernbehinderter Kinder regten sie zu einer genaueren Erforschung des Zusammenhanges zwischen Lernprozessen, Wahrnehmung und Motorik an (Fisher u. Murray 1991).

Im Gegenzug könnte eine **ergotherapeutische Wissenschaft** wichtige Erkenntnisse und Methoden liefern, um Beobachtungen in der Praxis zu systematisieren und mitteilbar zu machen – Erkenntnisse, die auch im Hinblick auf die zunehmend in Frage gestellte Finanzierung der Ergotherapie sehr notwendig erscheinen (vgl. Abschn. 8.3.2).

Beachte ▶ Um einer negativen Aufspaltung zwischen Theorie und Praxis entgegenzuwirken, sollten sich alle, die sich mit ergotherapeutischen Theorien und Modellen beschäftigen, zur Aufgabe machen zu zeigen, dass Theorien fundierte berufliche Grundlagen schaffen und das praktische therapeutische Handeln lebendiger und faszinierender gestalten können.

Werden Modelle richtig eingesetzt, können sie einen Beitrag dazu leisten, den Graben zwischen Theorie und Praxis zu überbrücken (oder sein Entstehen gänzlich zu verhindern), denn:
▶ Theoretische Konzepte und Praxishilfen (Leitlinien, Assessments, etc.) werden zusammenhängend und aufeinander bezogen entwickelt.
▶ Die Erfahrungen von Praktikern mit den Modellen (mit Konzepten wie auch mit Praxishilfen) werden für die Weiterentwicklung der Modelle genutzt (vgl. Kapitel 5, S. 57 und **Abb. 5.1**).
▶ Die Validierung der Assessments, die aus den verschiedenen Modellen entstehen, kann ohne Mitarbeit der Praktiker nicht durchgeführt werden.

8.2.3
Argumente für die Verbreitung konzeptioneller Modelle

Der vielleicht wichtigste Grund für die Verbreitung konzeptioneller Modelle zeigt sich deutlich in diesem Buch: Modellgeleitetes Vorgehen erfolgt sehr strukturiert. Dadurch wird ergotherapeutisches Arbeiten für die eigene Berufsgruppe besser mitteilbar und für andere Berufsgruppen besser verständlich. Das eigene Handeln bewegt sich so im Gesamtkontext eines Modells und der eigenen Kompetenzen; gleichzeitig werden aber auch die **Grenzen** unseres Kompetenzbereichs deutlich. So vermeiden wir den Eindruck, dass unter dem Begriff „Ergotherapie" an jeder Institution etwas anderes verstanden wird. Indem wir unsere Grenzen erkennen, eröffnet sich uns die Möglichkeit, eine Kollegin aus einem benachbarten Fachbereich oder aus einer anderen Berufsgruppe (wie z. B. Psychotherapie/Familientherapie bei Frau Schmidt) hinzuzuziehen.

Die langen Jahre, in denen konzeptionelle Modelle nur im englischsprachigen Raum und in Ländern mit Ergotherapie als Hochschulstudium Verbreitung fanden, sind vorüber. Bestehende Grundlagenwerke über ergotherapeutische Theorien und konzeptionelle Modelle werden übersetzt (Hagedorn, Kielhofner, Chapparo u. Ranka, Kanadisches Modell etc.), eigene deutschsprachige Modelle werden entwickelt (Bieler Modell). Praxismodelle werden zukünftig in der deutschsprachigen Ergotherapie einen festen Bestandteil in Ausbildung, Forschung und Praxis einnehmen. In der neuen bundesdeutschen Ausbildungs- und Prüfungsverordnung (ErgTh-APrV) wird mit der Einführung des Faches **„Ergotherapeutische Grundlagen"** dafür ein systematischer Ort geschaffen.

Konzeptionelle Modelle ermöglichen es Lehrtherapeuten in den Ausbildungsstätten, den Studierenden eine **Struktur für therapeutisches Vorgehen** zu vermitteln. Anstatt den aussichtslosen Versuch zu unternehmen, in der Ausbildung jedes erdenkliche Krankheitsbild und dessen Auswirkung auf die Betätigung zu vermitteln, erhalten Studenten ein Werkzeug, mit dem sie unabhängig vom Störungsbild die Handlungsperformanz eines Menschen analysieren und davon ausgehend ergotherapeutische Maßnahmen ableiten können (Schönthaler, persönliches Gespräch, Oktober 1999). Das Modell hilft dabei, beeinträchtigte Bereiche der Handlungsperformanz/Betätigung durch die jeweilige Behinderung/Dysfunktion zu erkennen, und ermöglicht so die Auswahl der geeigneten Begutachtungsinstrumente zur genaueren Abklärung. Nach der Evaluierung der Problembereiche lassen sich die erforderlichen Therapiemethoden auswählen.

Ich hoffe, dass viele Studentinnen und Studenten konzeptionelle Modelle in der Ausbildung nicht als notwendiges, sehr praxisfernes Übel kennen lernen, sondern sie so wie meine Kolleginnen, mein Kollege und ich im vorliegenden Band als **lebendiges Mittel** erfahren können, um ergotherapeutisches Handeln und Denken in seiner ganzen Komplexität anzuwenden und innovativ und kreativ gestalten zu können.

Beachte ▶ Wer an Modellen bereits Geschmack gefunden hat, sollte dazu beitragen, den Umgang damit auch anderen Ergotherapeuten schmackhaft zu machen. Es geht darum, Kollegen Appetit zu machen, damit in Zukunft mit theoretischen ergotherapeutischen Modellen eher „Kekse" als „Krokodile" assoziiert werden.

Für die Verbreitung konzeptioneller Modelle sprechen mehrere **Gründe**:
▶ Konzeptionelle Modelle strukturieren die ergotherapeutische Befunderhebung und Behandlung.
▶ Konzeptionelle Modelle bieten Ergotherapeuten Begriffe, mit denen sich die komplexen Zusammenhänge, die an Betätigung/Handlungsperformanz beteiligt sind, benennen lassen.
▶ Konzeptionelle Modelle machen fachliche und persönliche Kompetenzen und Grenzen leichter erkennbar.
▶ Konzeptionelle Modelle helfen Lehrtherapeuten, den Studenten ergotherapeutisches Denken zu vermitteln.
▶ Konzeptionelle Modelle geben wichtige Impulse für innovatives und kreatives Denken innerhalb des eigenen Berufes und schaffen so Raum für Weiterentwicklungen.

8.2.4
Entwicklung eines persönlichen Arbeitsmodells

Das Ziel aller Modelle besteht darin, dass seine Anwender daraus ein persönliches Arbeitsmodell entwickeln (vgl. Hagedorn 2000, S. 53). Das Phänomen der individuellen Anwendung von Modellen aufgrund unterschiedlicher Erfahrungen, Stile und Ressourcen lässt sich auch in diesem Band beobachten (vgl. Kapitel 1).

Beachte ▶ Der Anwender eines konzeptionellen Modells hat die Freiheit zu entscheiden, auf welchen Ebenen des Modells er sich aufgrund seiner Erfahrung, seiner Spezialisierung, seiner erlernten Methoden und den vorhandenen Ressourcen bewegt.

Aus diesem Gesichtspunkt heraus ergeben sich folgende Anforderungen an ergotherapeutische Modelle:
▶ Modelle sollen offen für die persönliche und berufliche Erfahrung des Therapeuten sein.
▶ Modelle müssen sich institutionellen Gegebenheiten (Zeit, Geld, räumliche Situation etc.) anpassen können, ohne dabei bestehende institutionelle Mängel zu verdecken.

8.3
Auswirkungen auf die Ergotherapie in der Praxis

8.3.1
Abkehr von der Medizin als „vorrangiger Referenzwissenschaft" der Ergotherapie

Durch das Vorgehen der Kolleginnen und des Kollegen im Fall Frau Schmidt wird die große Bandbreite ergotherapeutischen Handelns sichtbar. Dabei stehen Ziele nebeneinander wie der Aufbau eines stabilen sozialen Netzes im Pflegeheim, die Erweiterung der aktuellen sozialen Rollen, die Verbesserung der räumlichen und zeitlichen Orientierung mittels Kalender und bildhaften Tagesplänen oder die Erhaltung der sensomotorischen Fähigkeiten mittels handwerklicher Tätigkeiten.

So ist es nicht weiter verwunderlich, dass die meisten ergotherapeutischen Modelle mit der Medizin als vorrangiger Bezugswissenschaft nicht auskommen, sondern sich auch auf andere Wissenschaften beziehen, z. B. auf Soziologie, Psychologie, Pädagogik. Auch die primär aus Biologie und Physik stammenden offenen und dynamischen Systemtheorien bilden ein wichtiges Fundament (McLoughlin Gray et al. 1996). Wie wichtig es ist, die unterschiedlichen Strukturen, aus denen der Mensch besteht, und die Faktoren, die den Menschen umgeben, in das ergotherapeutische Denken einzubeziehen, wird in allen in diesem Band enthaltenen Modellen betont (Chapparo u. Ranka 1997; Kielhofner 1995; Law et al. 1997; Nieuwesteeg u. Somazzi, Kap. 4) und wird auch im praktischen Vorgehen sichtbar.

Durch die Rückbesinnung auf die ursprüngliche Domäne der Ergotherapie, die Betätigung und das Handeln, ist es nicht mehr selbstverständlich, die Person zu therapieren, die zugewiesen wurde. Es wird reflektiert, ob die **Handlungsperformanz** dieses Menschen überhaupt von ihm selber verändert werden kann oder ob es andere Faktoren in seinem **Umfeld** gibt, die sein Handeln unterstützen oder auch behindern. Bei Frau Schmidt wird darüber nachgedacht, wie das Verhältnis zu den Mitbewohnern auf der Station verbessert werden kann, welchen Anteil das Pflegepersonal oder die räumliche Situation an der Hilflosigkeit der Klientin hat und wie sich die gespannte Situation mit der Tochter auf das Handeln, das Betätigen der Klientin auswirkt.

Gleichzeitig werden auch ergotherapeutische Interventionen im **Gesamtkontext** gesehen. Was wäre, wenn das Pflegepersonal, das auf Frau Schmidts Station arbeitet, mit einer handlungsfähigeren, aber damit auch mit einer lebendigeren Patientin konfrontiert wäre?

Diese Weiterentwicklung führt uns vor Augen, dass die Ergotherapie derzeit an die Decke stößt, die ihr durch die nahezu vollständige Gebundenheit an die ärztliche Zuweisung auferlegt wurde. Eine Berufsgruppe, deren Anliegen darin besteht, die Handlungsperformanz des Menschen zu unterstützen, erkennt, dass sich die Handlungsperformanz nur bedingt an medizinischen **Diagnosen** orientiert. Wie auch bei Frau Schmidt ersichtlich wird, sagt die Diagnose wenig über das Gefühl von Kompetenz im Betätigen aus (vgl. Kapitel 5, S. 78).

Umgekehrt können bei völliger „**Diagnosefreiheit**" deutliche Einschränkungen in der Handlungsperformanz bestehen. Im Alltag zeigt sich, dass eine Vielzahl nichtmedizinischer Berufsgruppen – Pädagoginnen im Kindergarten und in Heimen, Lehrer, Sozialarbeiter, Psychologen, Pflegepersonal, Physiotherapeuten, Logopäden und viele mehr – über den Umweg eines zuweisenden Arztes Menschen an die Ergotherapie weiterleiten, die Auffälligkeiten in der Handlungsperformanz zeigen.

Konzeptionelle Modelle sehen als Aufgabengebiet der Ergotherapie nicht nur die **Behandlung durch Handlungen** (therapeutische Spiele und Übungen, handwerkliche und kreative Medien etc.) zur Verbesserung bestimmter Funktionen, sondern auch die **Behandlung zum Handeln** (um den Menschen handlungsfähiger zu machen).

Beachte ▶ Die Handlung bzw. die Betätigung ist nicht mehr nur Therapiemittel, sondern Fokus der Ergotherapie. Ziel der Therapie ist es, den Menschen im Alltag handlungsfähiger zu machen.

8.3.2
Gefährden oder ermöglichen konzeptionelle Modelle die Finanzierung der Ergotherapie?

Die Ergotherapie steht mehr als je zuvor im Spannungsfeld zwischen der Abhängigkeit von Finanzierungsmöglichkeiten durch den Dienstgeber, die Krankenkassen etc. und einer Weiterentwicklung mit einer zunehmenden Professionalisierung. Dieses Dilemma wurde bereits von Marotzki u. Hack (1999, S. 190) treffend beschrieben.

Ein vernetztes Denken zeichnet Ergotherapeuten seit jeher aus. Sie sehen es aber häufig nicht als ihre Aufgabe, die Handlungsperformanz/Betätigung in größeren Zusammenhängen zu reflektieren. Vielfach fehlen auch die Begriffe, diese Beobachtungen im Bezug auf die Profession und damit auf die Handlungsfähigkeit zu beschreiben. Wenn Zusammenhänge formuliert werden können, stößt man auf die Frage, in wie weit das ergotherapeutische und das medizinische Menschenbild überhaupt vereinbar sind – und damit ist oftmals auch die Finanzierung der Therapie durch die Krankenkassen gefährdet.

Anita Bundy beschreibt in diesem Zusammenhang, dass sie Ergotherapeuten die Videoaufzeichnung eines 6-jährigen Jungen mit einer Sensorisch-Integrativen Dysfunktion zeigte. Die Ergotherapeuten einigten sich, dass die Hauptfolge der SI-Dysfunktion des Jungen eine sehr schlechte Spielfähigkeit im Alltag war. Beim Formulieren der Therapieziele für die Sensorische Integrationsbehandlung gab die Gruppe aber „verbesserte Flexion" an. Als Grund für die Bestimmung dieses Ziels erklärten die Therapeuten der bestürzten Kursleiterin, dass die Krankenkasse zwar für eine verbesserte muskuläre Flexionsfähigkeit bezahlen würde, aber nicht dafür, dass sich die Spielfähigkeit des Kindes verbessere (vgl. Bundy 1992).

Beachte ▶ Im klinischen Kontext ergibt sich oft eine paradoxe Situation: Das, was Berufsangehörige im Rahmen ergotherapeutischer Modelle tun könnten, passt häufig nicht in das Bild, das andere Professionen und Institutionen von der Ergotherapie haben. Modellgeleitetes ergotherapeutisches Handeln ist für andere Professionen oft befremdlich (Marotzki, persönliches Gespräch, Juli 2000).

Als Konsequenz ergibt sich, dass die Ergotherapie in Zukunft
▶ versuchen muss, die Krankenkassen und Institutionen von der Sinnhaftigkeit und Wichtigkeit modellgeleiteter Therapie zu überzeugen (Aufnahme in den Leistungskatalog), und
▶ zusätzliche Finanzierungsmöglichkeiten jenseits der jetzigen Krankenkassenfinanzierung suchen muss (z. B. Anstellungen durch Schulen, Gemeinden, Firmen etc.), damit die Möglichkeiten und Vielfalt modellgeleiteter Ergotherapie nicht aus finanziellen Gründen beschränkt werden.

8.3.3
Ist modellgeleitete Ergotherapie durch ihre Alltagsnähe effizienter?

In Zeiten der Reformierung des Gesundheitswesens und der zunehmenden Ressourcenverknappung ist auch die Ergotherapie gefordert, ihre **Effizienz** und **Ressourcenverteilung** zu überdenken. Die Fokussierung auf die Handlungsperformanz im Alltag hat durch die stärkere Klientenzentriertheit den positiven Effekt, dass die Therapie ökonomisch sinnvoller wird. In allen im Buch enthaltenen Ansätzen suchen die Therapeutinnen und Therapeuten das Gespräch mit der Klientin und versuchen, deren Einstellung und Vorstellung zur Therapie zu erkunden.

Beachte ▶ Wurden die Therapieziele und das Behandlungskonzept früher vom Therapeuten vielleicht „im stillen Kämmerlein" erstellt, haben wir jetzt einen partnerschaftlichen Prozess, mit dem sich im Idealfall Klient und Therapeut identifizieren können.

Durch die Ausrichtung an der Betätigung/Handlungsperformanz werden Begutachtungsinstrumente stärker nach den erlebten Alltagsproblemen des Klienten und weniger nach den zu erwartenden, in medizinischen Lehrbüchern beschriebenen Ausfällen ausgewählt. Die Therapie orientiert sich dadurch wesentlich enger an den Bedürfnissen des Klienten und kann so auch effizienter durchgeführt werden. Dadurch können Ressourcen wesentlich **zielgerichteter** eingesetzt werden, und es wird auch schnell deutlich, wenn die Ziele von Therapeut und Klient auseinander driften (vgl. Law et al. 1994, S. 36).

So kann z.B. das frühzeitige Explorieren der Handlungsrollen wesentlich zur Gestaltung einer zielgerichteten Therapie beitragen, die von Klient und Therapeut als befriedigender erlebt wird. Die Alltagseinschränkung bei gleicher Grunderkrankung kann sehr unterschiedlich ausfallen. Der Verlust von Gelenksbeweglichkeit im kleinen Finger kann für den professionellen Geiger den Verlust seines Einkommens und seines Berufes bedeuten, weil er seine Handlungsrolle nicht mehr ausüben kann. Der selbe Defekt wird von einem anderen Menschen vielleicht „nur" als ästhetisches Problem ohne Bedeutung für das Einnehmen seiner Handlungsrollen empfunden.

Beachte ▶ Es ist an der Zeit, dass die Ergotherapie beginnt, ihre Klienten zu fragen, welche Veränderungen und Resultate sie sich von „ihrer" Therapie erwarten.

Der vermehrte Einsatz konzeptioneller Modelle in der praktischen Ergotherapie hat folgende Auswirkungen:
▶ Das medizinische und das ergotherapeutische Menschenbild wird als nur teilweise kompatibel erkannt.
▶ Um Betätigung/Handlungsperformanz in ihrer gesamten Komplexität erfassen zu können, ist eine Erweiterung der Bezugswissenschaften notwendig.
▶ Die Zuweisung durch die Medizin erfasst nur mehr einen Teil der Menschen mit Problemen in der Handlungsperformanz/Betätigung.
▶ Um die gesamte Bandbreite modellgeleiteter Ergotherapie anwenden zu können, müssen alternative Finanzierungsquellen eröffnet werden.
▶ Eine Ergotherapie, die durch konzeptionelle Modelle geleitet ist, ist durch ihre Alltagsnähe effizienter.
▶ Modellgeleitete Ergotherapie ermöglicht ein frühzeitiges Erkennen unterschiedlicher Ziele von Therapeuten und Klienten.

8.4 Die Wissenschaft Ergotherapie

Konzeptionelle Modelle gehen Hand in Hand mit der Entwicklung einer wissenschaftlicheren Ergotherapie. Sie werfen Fragen über das menschliche Handeln und die menschliche Betätigung auf, sie stellen Hypothesen zu Zusammenhängen zwischen ihren Konstrukten auf etc. Da konzeptionelle Modelle das Denken der Angehörigen eines Berufes abbilden wollen, formulieren sie damit gleichzeitig deren Forschungsfragen.

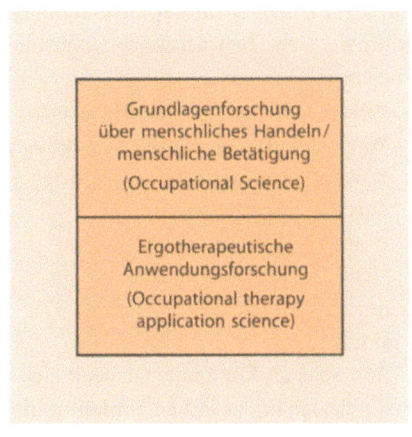

Abb. 8.2 Gegenstandsbereich ergotherapeutischer Forschung

Beachte ▶ Indem sie sich mit bestehenden Theorien der Bezugswissenschaften auseinander setzt und eigene Theorien entwickelt, kann sich die deutschsprachige Ergotherapie langsam dem internationalen „state of the art" annähern und den Begriff „Ergotherapie/Occupational Therapy" aktiv mit eigenen Beiträgen mitgestalten.

8.4.1 Gegenstandsbereich der ergotherapeutischen Wissenschaft

Die Forderung nach einer wissenschaftlicheren Ergotherapie ist sowohl berufsintern als auch extern so stark wie noch nie zuvor. Die Ergotherapie soll endlich forschen, soll Studien präsentieren etc. Dabei tritt eine wichtige Frage in den Hintergrund: Was ist eigentlich der Gegenstandsbereich ergotherapeutischer Forschung? (Abb. 8.2)

Wenn andere Professionen ergotherapeutische Forschung verlangen, gehen sie meistens davon aus, dass die Ergotherapie unter Forschung dasselbe versteht wie die jeweils eigene Berufsgruppe. Dass dem im Vergleich zur Medizin (unter anderen) nicht so ist, zeigt die Vielfalt der ergotherapeutischen Forschung in den Ländern, in denen die ergotherapeutische Ausbildung ein Hochschulstudium ist.

Beachte ▶ Eine wissenschaftliche Ergotherapie soll nicht nur Fragen untersuchen, die zum naturwissenschaftlichen Menschenbild passen, und dazu allein quantitative Methoden verwenden. Innerhalb der Berufsgruppe herrscht vielmehr das Bedürfnis, eigene Forschung zu betreiben, und zwar zu spezifisch ergotherapeutischen Themen (zur Handlungsperformanz/Betätigung mit all ihren Facetten) und mit den jeweils sinnvollsten (qualitativen und quantitativen) Methoden.

Im Bereich der **Grundlagenforschung** eröffnen sich beispielsweise folgende Fragen:
- Welche Dimensionen hat Handeln?
- Was bewirkt Handeln/Betätigung?
- Wie gestalten Menschen ihr Leben durch Betätigung?
- In welchem Zusammenhang steht Handeln zu den Grundfunktionen des menschlichen Seins und zur Gesundheit?
- Aus welchen Komponenten setzt sich die Beziehung zwischen Umwelt und Betätigung zusammen?
- und viele andere Fragen ...

Im Bereich der **ergotherapeutischen Anwendungsforschung** ergeben sich Fragestellungen zu folgenden Themenbereichen:
- Clinical Reasoning[2],
- therapeutisches Setting,
- Evaluation von Therapieprozessen,
- Wirksamkeitsnachweise für Therapiemethoden
- und andere ...

Beachte ▶ Die deutschsprachige Ergotherapie steht vor einem langwierigen Prozess: Sie muss den Gegenstandsbereich ihrer Forschung **selbständig** (ohne Einfluss anderer Berufsgruppen/ Wissenschaftsdisziplinen) definieren und für die Untersuchung ihrer Forschungsfragen geeignete Methoden auswählen.

8.4.2 Finanzierung modellgeleiteter Forschung

Neben der Frage, wie therapeutische Leistungen zu finanzieren sind, stellt sich die noch viel prekärere Frage nach der Finanzierbarkeit der ergotherapeutischen Forschung. Im Gegensatz zu bestehenden akademischen Professionen und Ländern, in denen Ergotherapie an Universitäten gelehrt wird, ist der deutschsprachigen Ergotherapie der Zugriff auf öffentliche Finanzierungsmöglichkeiten für Forschung weitgehend verwehrt.

Die Ergotherapie könnte natürlich darauf hoffen, dass aus Forschungen anderer Berufsgruppen relevante Ergebnisse als Nebenprodukt „abfallen". Parham (1998) gibt jedoch zu bedenken, dass die Ergotherapie zwar aus der Forschung in anderen Fachgebieten wertvolle Beiträge erhalten kann; sobald es aber darum geht, eine Synthese des Wissens über die Betätigung/Handlungsperformanz aus dem einzigartigen Blickwinkel der Ergotherapie zu erhalten, muss die Forschung von Ergotherapeuten selber durchgeführt werden. Parham ermutigt Ergotherapeuten dazu, mehr in ihren eigenen Praxisfeldern zu forschen.

---

[2] Der Begriff „Clinical Reasoning" beschreibt komplexe Denk- und Entscheidungsvorgänge, die Therapeuten einsetzen, um einen Patienten, seine Behinderung und seine Lebenssituation zu verstehen und um die subjektive und kulturelle Bedeutung zu ergründen, die er seiner Behinderung, der Situation und seinem Selbst gibt (vgl. Fleming 1993).

8.4.3
Ergotherapeutisches Handeln im gesellschaftlichen Kontext

Ein Aspekt des ergotherapeutischen Handelns im gesellschaftlichen Kontext ist, dass neuere konzeptionelle Modelle einen großen Wert auf ihren **klientenzentrierten Ansatz** legen. Neben den vielen Vorteilen, die dieser Arbeitsstil mit sich bringt, muss sich die Ergotherapie auch mit den Problemen auseinander setzen, die dadurch entstehen. Aufgrund des Drucks innerhalb unserer Leistungsgesellschaft besteht die Gefahr, dass manche Betätigungs-/Handlungsbereiche in Zukunft von den Klienten **nicht mehr als wichtige Ziele** für ihre Therapie erachtet werden:

▶ Viele Menschen werden den Wiedereinstieg in die Arbeitswelt als wichtigstes Ziel für ihre Ergotherapie definieren.
▶ Die Handlungsbereiche Freizeit und Erholung werden für Klienten vielleicht eine geringere Rolle spielen, auch wenn aus Sicht der Therapeuten dort wichtige Ansatzpunkte für die Therapie liegen.

Die Ergotherapie ist gefordert, Studien durchzuführen, Leistungsnachweise zu erbringen und Konzepte zu entwickeln, mit denen sie Geldgebern und Klienten wichtige **ergotherapeutische Zusammenhänge darlegen** können. Dazu gehört z. B. ein vertieftes Verständnis dessen, wie tägliche Handlungen/Betätigungen erlebt werden und welche Auswirkungen dies auf die Gesundheit hat bzw. welche Bedeutung Rekreationshandlungen für andere Handlungsbereiche haben. Amerikanische Kolleginnen haben die Bedeutung dieser alltagszentrierten Erforschung von Arbeits- und Freizeithandlungen bereits erkannt und ihre Forschungstätigkeit darauf ausgerichtet.

Als Beispiel sei hier die qualitative Studie von Primeau (1998) über das Zusammenspiel von Spiel-/Freizeit- und Arbeitshandlungen in Familien mit Kindern im Kindergartenalter genannt. Sie untersuchte mithilfe der teilnehmenden Beobachtung und narrativen Interviews, welche Strategien Eltern entwickeln, um Handlungsabläufe in unterschiedlichen Handlungsbereichen (Arbeit im Haushalt und Spiel/Freizeit mit den Kindern) im täglichen Leben zu koordinieren. Sie beobachtete zwei Arten von Umgang:

▶ Eltern, die das Spiel mit den Kindern und die Haushaltstätigkeiten trennten, und
▶ Eltern, die das Spiel mit den Kindern und die Haushaltsarbeit miteinander verbanden, indem sie die Tätigkeit im Haushalt entweder lustig gestalteten (z. B. Versteckspielen während des Einkaufens) oder spielerisch an den Entwicklungsstand des Kindes anpassten, damit es mitarbeiten konnte (scaffolded play).

Ein weiterer Aspekt des Handelns im gesellschaftlichen Kontext besteht darin, die traditionell gültigen ergotherapeutischen Grundannahmen kritisch zu hinterfragen: Entsprechen sie noch den veränderten gesellschaftlichen Umständen? Viele Grundsätze und Kernannahmen über das Handeln (siehe Beispiele im Folgenden) werden in der Ergotherapie sehr oft unkritisch über Generationen hinweg nahezu dogmatisch weitergegeben und sind nur unzureichend wissenschaftlich untersucht (vgl. Mocellin 1995). Hier wird sich die Berufsgruppe **internen Konflikten** stellen müssen, wenn bisherige (auch in neuen Modellen vorkommende) Annahmen über Betätigung/Handlungsperformanz kritisch beleuchtet und möglicherweise verändert werden müssen.

Mocellin (1995, S. 505) stellte unter Anderem die Wiederherstellung sozialer Rollen als vorrangiges ergotherapeutisches Ziel zur Diskussion. Er versucht dies anhand eines Beispiels zu erörtern. Einem arbeitslosen Klienten mag es trotz vorhandener Fähigkeiten, hoher Motivation und intensiver Arbeitssuche aufgrund der schlechten wirtschaftlichen Lage nicht gelingt, wieder die Rolle eines Berufstätigen einzunehmen. In diesem Fall wäre das ergotherapeutische Ziel, die Person zur Rollenübernahme zu befähigen, nicht durch die therapeutische Arbeit mit dem Klienten zu erreichen, sondern durch sozial- und wirtschaftspolitische Interventionen.

Mocellins Beispiel weist ganz nebenbei auf einen weiteren diskussionswürdigen Aspekt hin: Wäre ergotherapeutisches Handeln nicht auch auf einer höheren, sprich politisch-wirtschaftlichen Ebene sinnvoll? Weitere Beispiele für ergotherapeutische Fragen mit gesellschaftlicher Relevanz wären:

▶ Wie heilend ist Handeln/Sich betätigen wirklich?
▶ Macht tätig sein vielleicht öfters krank als gesund?
▶ Wie lautet der Gesundheits- bzw. Krankheitsbegriff der Ergotherapie?

8.4.4
Eine ergotherapeutische Fachsprache

Wie in Abschn. 8.3.2 erwähnt, fehlt Ergotherapeuten oft das Vokabular, um die komplexen Zusammenhänge von Handlungsperformanz/Betätigung zu beschreiben. Die Begriffe findet die Ergotherapie häufig in anderen Fachdisziplinen und deren Behandlungsansätzen und Theorien. Dieses Wissen steht aber nicht im ureigenen Kontext der Ergotherapie, der Handlungsperformanz, der Betätigung. So kommt es zu einer Entfremdung vom eigenen Beruf. Das Verständnis der Ergotherapie wird immer enger und entspricht irgendwann nicht mehr ihrer ursprünglichen Weite und Komplexität. Zusätzlich fehlt vielen Kollegen auch die Zeit, Entwicklungen im eigenen Beruf zu verfolgen.

Modelle wirken diesem Prozess entgegen. Sie stellen das Vokabular zur Verfügung, um Beobachtungen und Zusammenhängen Worte zu verleihen. Das Entwickeln einer eigenen Fachsprache wiederum ist als wichtiges Merkmal einer Berufsgruppe und deren Identität zu sehen (Stephenson 1999). Derzeit ist die Situation noch so, dass man sich darauf einstellen muss, sowohl berufsintern als interdisziplinär jedes Wort genau zu erklären.

Beachte ▶ Durch die Verwendung von Fachbegriffen zum Benennen von Handlungszusammenhängen kann mehr Verständnis und Gemeinschaftsgefühl innerhalb der Profession erzeugt werden. Eines der wichtigsten Ziele der deutschsprachigen Ergotherapie besteht deshalb darin, eine möglichst einheitliche **Nomenklatur** zu schaffen.

Eine Fachsprache für die deutschsprachige Ergotherapie ist wichtig, weil sie:
▶ Ergotherapeuten die Kommunikation über die Komplexität von Handlungsperformanz/Betätigung in der eigenen Berufsgruppe erleichtert,
▶ die ergotherapeutische Berufsidentität fördert und
▶ die Unterschiede zwischen europäischen und „außereuropäischen" Modellen leichter überprüfbar macht.

8.5
Zusammenfassung

In diesem Kapitel ging es darum, offene Fragen aus den vorgehenden Kapiteln anzusprechen. Dabei habe ich allgemeine Überlegungen angestellt, die sich im Umgang mit konzeptionellen Modellen ergeben. Ich habe untersucht, wie sich die Verbreitung konzeptioneller Modelle auf die bestehende Praxis der Ergotherapie und deren Finanzierung auswirkt. Daraus ergab sich die Feststellung, dass ein enger Zusammenhang zwischen konzeptionellen Modellen und einer ergotherapeutischen Wissenschaft besteht. Ich habe den Gegenstandsbereich ergotherapeutischer Forschung skizziert und die Wichtigkeit der Entwicklung einer eigenen Fachsprache begründet.

Gestatten Sie mir nun zum Abschluss noch einen Wunsch für die Ergotherapie. Die Ergotherapie soll sich als die Profession etablieren können, die sie ist: **die Fachprofession für das Handeln und Betätigen im Alltag in all ihren Facetten.**

Es gibt nur eine Möglichkeit zu lernen ... Und das ist durch Handeln.

(Aus „Der Alchimist" von Paulo Coelho)

8.6
Literatur

Bundy A (1992) Play: the most important occupation of children. Sensory Integration - Special Interest Section Newsletter 15/2: 1-2

Chapparo C (1996) Occupational Performance: Expanding the concept of performance. (Unveröffentlichte Kursunterlagen, erster österreichischer Ergotherapiekongress, Wien)

Chapparo C, Ranka J (1997) The Occupational Performance Model (Australia): A description of constructs and structure. In Chapparo C, Ranka J (Hrsg) OPM Occupational Performance Model (Australia). Occupational Performance Network, Lidcombe, S 1-23

Coelho P (1996) Der Alchimist. Diogenes, Zürich

Fisher A, Murray E (1991) Introduction to Sensory Integration Theory. In Fisher A, Murray E, Bundy A (Hrsg) Sensory Integration Theory and Praxis. F. A. Davis, Philadelphia, S 3-26

Fleming MH (1993) Aspects of clinical reasoning in occupational therapy. In Hopkins HL, Smith HD (Hrsg) Willard and Spackman's Occupational Therapy, 8th ed. J. B. Lippincott, New York, S 867-881

Hagedorn R (2000) Ergotherapie - Theorien und Modelle. Thieme, Stuttgart

Kielhofner G (1995) Human System. In Kielhofner G (Hrsg) A model of human occupation. 2nd ed. Williams & Wilkins, Baltimore, S 9-23. Deutsche Ausgabe: Kielhofner G, Marotzki U, Mentrup C (erscheint

2001) MOHO – Model of Human Occupation. Rehabilitation und Prävention 51. Springer, Berlin Heidelberg New York Tokyo

Law M, Polatajko H, Baptiste S, Townsend E (1997) Core concepts of occupational therapy. In Townsend E (Hrsg) Enabling Occupation – An occupational therapy perspective. Canadian Association of Occupational Therapists, Ottawa, S 29–56

Law M, Baptiste S, Carswell A, McColl MA, Polatajko H, Pollock N (1994) Canadian Occupational Performance Measure, 2nd ed. Canadian Association of Occupational Therapists, Toronto

Marotzki U, Hack BM (1999) Zum Fortgang der Professionalisierung der deutschen Ergotherapie – eine Fiktion. In Jerosch-Herold C, Marotzki U, Hack BM, Weber P (Hrsg) Konzeptionelle Modelle für die ergotherapeutische Praxis. Rehabilitation und Prävention 49. Springer, Berlin Heidelberg New York Tokyo, S 175–205

McLoughlin Gray J, Kennedy BL, Zemke R (1996) Dynamic system theory: an overview. In Zemke R, Clark F (Hrsg) Occupational Science: the evolving discipline. F. A. Davis, Philadelphia, S 297–308

Mocellin G (1995) Occupational therapy: a critical overview, part 1. British Journal of Occupational Therapy 58/12: 502–506

Mosey AC (1992) Partition of Occupational Science and Occupational Therapy. American Journal of Occupational Therapy 9: 851–853

Parham D (1998) What is the proper domain of occupational therapy research? American Journal of Occupational Therapy 6: 485–489

Primeau LA (1998) Orchestration of work and play within families. American Journal of Occupational Therapy 3: 188–195

Stephenson T (1999) Klärung wissenschaftlicher Begriffe. (Unveröffentlichte Seminarunterlagen, Wien, April)

Steward B (1996) The theory/practice divide: Bridging the gap in occupational therapy. British Journal of Occupational Therapy 59/6: 264–268

Zemke R, Clark F (1996) Preface. In Zemke R, Clark F (Hrsg) Occupational Science: the evolving discipline. F. A. Davis, Philadelphia, S VII–XX

Anhang: Leitfragen

A
Leitfragen zur Fallstudie aus der jeweiligen Modellperspektive

▶ **1. Zum Grundverständnis der Person mit ihren Fähigkeiten und Defiziten:**
Welche grundlegenden Fragen stellen sich aus der Perspektive des Modells an die Geschichte und die anamnestischen Daten des Falls?

▶ **2. Zu den Leitlinien der Therapie:**
Wie gestaltet sich der Therapiebeginn?
Wie wird das ergotherapeutische Vorgehen geplant?

▶ **3. Zu den Mitteln der Befunderhebung:**
Welche Mittel zur Befunderhebung/Assessments würden Sie zu Beginn und evtl. später im Verlauf der Therapie einsetzen?
Was soll hierüber ermittelt werden?

▶ **4. Zu den Behandlungsverfahren:**
Welche Mittel und Medien würden Sie in der Therapie einsetzen?

▶ **5. Zielfindung der Therapie:**
Wie gestaltet sich die Zielfindung in der Therapie?
Wann ist das Ziel erreicht?

▶ **6. Zum Kontext:**
Welche grundlegenden Fragen stellen sich aus der Perspektive des Modells an den beschriebenen Kontext, das Pflegeheim (z. B. bezüglich Therapieangeboten, Bewohnerorientierung etc.)?
Gibt es hier Veränderungs- oder Verbesserungsvorschläge?

B
Leitfragen zur Theorie und Forschung im Rahmen des Modells

▶ **1.** Wie lauten die grundlegenden Annahmen des Modells zur menschlichen Handlungsfähigkeit und zu deren Einschränkungen?

▶ **2.** Welche Kernkonzepte und Definitionen existieren, und wie beziehen sie sich aufeinander?

▶ **3.** Welche theoretischen Anleihen werden bei Bezugswissenschaften gemacht?

▶ **4.** Wo liegen die Forschungsschwerpunkte im Rahmen des Modells?

▶ **5.** Wie wird der Beitrag des Modells zur Professionalisierung der Berufsgruppe der Ergotherapie gesehen?

Anhang:
Warum es die Buchreihe
„Ergotherapie –
Reflexion und Analyse" gibt

Ulrike Marotzki, Christina Jerosch-Herold,
Birgit Maria Hack, Peter Weber

Als relativ junger Beruf hat sich die Ergotherapie innerhalb der letzten 20 Jahre v. a. in Übersee und vielen europäischen Ländern unter den Bedingungen einer Ausbildung auf Hochschulniveau eine eigenständige wissenschaftliche Basis geschaffen. Dies ermöglicht es Ergotherapeuten dort zunehmend, ergotherapeutisches Wissen und Erkenntnisinteresse nach wissenschaftlichen Kriterien zu systematisieren und parallel dazu die Prozesse ergotherapeutischen Handelns zu erlernen und zu vermitteln. Verbunden ist diese Entwicklung mit zahlreichen Publikationen und regen thematischen Auseinandersetzungen innerhalb der Disziplin und auch zwischen der Ergotherapie und anderen Disziplinen.

In Deutschland gibt es derzeit aus verschiedenen Gründen weder eine vergleichbare Strukturierung und Institutionalisierung der wissenschaftlichen Bildungswege für Ergotherapeuten noch eine Kultur oder gar Tradition publizierter Fachdebatten. Gleichwohl sind auch hierzulande wertvolle ergotherapeutische Wissensressourcen vorhanden; Sytematisierungen sind entstanden, und es sind durchaus Beiträge zu disziplin- und länderübergreifenden Fachdiskussionen geleistet worden. Die programmatischen Anliegen der deutschen Ergotherapie sind Professionalisierung und Angleichung des Ausbildungsniveaus auf europäischer Ebene.

Mit der Herausgabe der Reihe „Ergotherapie – Reflexion und Analyse" betreten wir in der Ergotherapie in Deutschland Neuland. Es ist unser Wunsch, über Fachpublikationen einen Ort zu schaffen, an dem sich die Ergotherapie in ihrem Facettenreichtum zwischen „harter" Wissenschaft und „weicher" Kunstfertigkeit sammeln und von dem aus sie sich an aktuellen Diskursen beteiligen kann.

Der Reihentitel „Ergotherapie – Reflexion und Analyse" ist inspiriert durch die Arbeiten von Donald A. Schön (1983, 1987) zur professionellen Ausbildung und kompetenten Berufsausübung, die eine „Wissenslehre der Praxis" propagieren. Unter „Wissen und Reflexion in der Aktion" versteht Schön die gestaltbare Fähigkeit und Fertigkeit, den therapeutischen Prozess gedanklich zu erfassen, das zugrundegelegte Wissen kritisch-distanziert zu hinterfragen und die daraus entstehenden Überlegungen zu artikulieren. Schön (1987) rückt so den kontinuierlichen Lern- und Problemlösungsprozess im gesamten Verlauf einer Berufs- und Arbeitskarriere ins Zentrum der professionellen Bildung: „Reflektierten Praktikern" gelingt die Handhabung der komplexen, kaum vorhersagbaren und stets problematischen Praxis mit Zuversicht, Fertigkeit und Sorgfalt. So unterschiedliche Anforderungen wie pragmatische Kunstfertigkeit, explizites Theorieverständnis und forschungsbasierte Methodik in der Anwendung finden damit einen gleichwertigen Platz in professionellen Handlungszusammenhängen und Bildungs-Curricula.

„Professionalisierung" bedeutet auch in unserem Verständnis nicht lediglich die „Ablösung" ergotherapeutisch-pragmatischen Handlungswissens, wie Therapeuten es mit der Berufserfahrung gewinnen, durch systematische, vorzugsweise wissenschaftlich-theoretische Erkenntnis; vielmehr geht es darum, theoretische Behauptungen und Argumentationen auf der einen und pragmatische Annahmen und Handlungsentwürfe auf der anderen Seite greifbar, nachvollziehbar und verständlich darzulegen. Wir hoffen, mit der Buchreihe „Ergotherapie – Reflexion und Analyse" genau diesen Anspruch zu erfüllen.

Wir leben in einer Zeit großer struktureller Veränderungen des Gesundheitswesens und der fortschreitenden Formulierung von Qualitätskriterien für die unterschiedlichen professionellen Dienstleistungen in diesem Bereich; entsprechend hat sich auch die theoretische Reflexion ergotherapeutischer Inhalte verstärkt. Aus unserer Sicht scheint es deshalb angebracht, die theoretisch fundierte Weiterentwicklung des Berufsbildes der Ergotherapie mit einer Buchreihe zu begleiten, die unterschiedlichste Etappenresultate dieser Entwicklung in der Fachöffentlichkeit zur Diskussion stellt. Die Reihenidee orientiert sich also am Entwicklungsprozess der sich neu strukturierenden ergotherapeutischen Fachdisziplin in einem sich wandelnden sozialen und politischen Umfeld.

Das besondere Profil der Reihe „Ergotherapie – Reflexion und Analyse" ist dadurch gekennzeichnet, dass thematisch die *Ergotherapie* im Zentrum jeder Veröffentlichung steht.

Unter diesem Leitgedanken werden die spezifischen Aspekte der medizinischen Fachbereiche und der sozialwissenschaftlichen Fragestellungen und Angebote übergreifend systematisiert. Von entscheidender Bedeutung ist also, dass die ergotherapeutische Thematik über verschiedene Perspektiven herausgearbeitet wird.

Drei wesentliche Kennzeichen prägen demnach das Profil der Buchreihe:
▶ die Verbindung von Theorie, Forschung und Praxis,
▶ die Mischung aus deutschsprachigen und internationalen Beiträgen und
▶ die interdisziplinäre bzw. transdisziplinäre Sichtweise als Forschungs- und Theorieprinzip.

Die Intentionen der Herausgeber lassen sich in drei inhaltlichen Zielen zusammenfassen:
▶ Die Reihe will zur Professionalisierung der deutschsprachigen Ergotherapeuten beitragen. Vertraute Themen und Inhalte aus der beruflichen Arbeit werden auf eine methodisch-reflektierte und systematische Weise behandelt, sodass der Nutzen theoriegeleiteter Überlegungen und Forschungen für die Praxis erkennbar wird (und der ergotherapeutische Gegenstandsbereich auch für den fachfremden oder praxisfremden Leser an Kontur gewinnt). Die behandelten Themen sollen deshalb idealerweise in Beiträgen aus Theorie, Forschung und Praxis präsentiert werden.
▶ Wissenschaftlich qualifizierte Ergotherapeuten gibt es z. Z. in der Mehrzahl im Ausland. Ziel der Reihe ist es, deren Beiträge zu Theorieentwicklung und Forschung nach und nach für die deutschsprachige Ergotherapie zu erschließen und zu kommentieren. Angestrebt wird die Aufnahme mindestens eines deutschsprachigen bzw. eines internationalen Beitrages in jedem Reihenband.

▶ Die Buchreihe will einen vermittelnden und transdisziplinären Rahmen bieten.

Mittelstraß (1998) hat das „Wagnis einer wirklichen Interdisziplinarität im eigenen Kopf" einer Interdisziplinarität als wissenschaftsorganisatorischem Prinzip gegenübergestellt. Er betont Disziplingrenzen und fachliche Differenzierungen als historisch gewachsen und versteht unter Transdisziplinarität die notwendige Aufhebung dieser Entstehungszusammenhänge für entwicklungsträchtige disziplinunabhängige Problemdefinitionen und -lösungen. Transdisziplinarität meint damit in erster Linie ein Forschungsprinzip, das „die disziplinär organisierten Wissenschaften mit ihrer wissenschaftlichen Zukunft und zugleich mit einer [pragmatischen] Lebenswelt [verbindet], deren innere Rationalität selbst eine wissenschaftliche, d.h. eine durch den wissenschaftlichen Fortschritt bestimmte, ist" (S. 48).

Erst in zweiter Linie ist Transdisziplinarität auch ein Theorieprinzip, das die Überschneidungen und Verbindungen der Einzeldisziplinen ordnet.

Bestimmte Praxisphänomene oder theoretische Argumente gewinnen nach diesem Ansatz an Deutlichkeit, wenn sie aus unterschiedlichen professionellen Perspektiven dargestellt und erörtert werden. Ebenso gelingt es in einer erweiterten wissenschaftlichen Wahrnehmungsfähigkeit besser, vorausschauend Probleme und Problementwicklungen erkennbar zu machen. Deshalb werden in der Buchreihe auch Autoren anderer Fachbereiche zu Themen mit ergotherapeutischer Relevanz zu Wort kommen.

Unter diesen inhaltlichen Gesichtspunkten sieht das Programm der Reihe „Ergotherapie – Reflexion und Analyse" explizit die Umsetzung überschaubarer Buchprojekte vor. Formal können sie als Sammelbände oder als Monographien zu Themen aus der Ergotherapie verfasst sein und bei Bedarf durchaus durch nachfolgende Publikationen inhaltlich weiter ausgebaut werden.

Letztlich geht es uns darum, die Leser zum reflektierten, analysierenden und systematisierenden Wissensaustausch mit Kollegen und Partnern aus anderen Disziplinen zu ermutigen, und es geht uns um das Verständnis, um den Erhalt und um die Vertiefung ergotherapeutischer Kernaussagen und Kernkompetenzen.

Die Reihenherausgeber

Hamburg, Norwich, Nürnberg, Holtensen im Januar 1999

Literatur

Schön DA (1983) The Reflective Practitioner. Basic Books, New York
Schön DA (1987) Educating the Reflective Practitioner. Toward a New Design for Teaching and Learning in the Professions. Jossey Bass, San Francisco
Mittelstraß J (1998) Die Häuser des Wissens. Wissenschaftstheoretische Studien. Suhrkamp, Frankfurt a. M.

Sachverzeichnis

A

Abbrennen des Hauses 25, 82, 83, 92
Ablauf
- etablierte Abläufe 126
- Handlungsabläufe 31, 49, 62, 69
- Tagesablauf 119, 127

Abteilungsangebot 23
Adaptierung, Hilfestellungen durch 76
Affekte 36
- affektive Komponenten 110
- affektiver Zustand 121

Akademien 134
Aktionsplan, ergotherapeutischer 124
Aktivitäten 98
- gemeinsame 122
- Forschungsaktivitäten 128
- Freizeithandlungen/-aktivitäten 62, 115, 124
- Gruppenaktivitäten 49, 117
- Haushaltsführung/Haushaltsaktivitäten 83, 98, 125
- des täglichen Lebens (ADL) 23, 38, 43, 45, 50
- als therapeutisches Mittel 33

akustische Reize 74
Akutbereiche klinischer Versorgung 15
Alkoholabusus/-abhängigkeit/-einfluss/-konsum 24, 25, 81–83, 87, 115, 121
- chronischer Alkoholismus 24, 115

Alltag
- Alltagsnähe 140
- Alltagsprobleme 140
- alltagszentrierte Erforschung 143
- Einschränkungen im Alltag 68
- Heimalltag 49
- klinische Beobachtung des Alltags 66

alte Menschen 32
Alten- und Pflegeheim 22, 92, 93
Alzheimer-Demenz (*s. auch* Demenz) 24, 42, 44, 48, 56, 66, 68, 81

Ambulanz
- Kontext ambulanter und aufsuchender Dienste 16
- Pflege, ambulante 23, 124

AMPS („Assessment of Motor and Process Skills") 98
an- und auskleiden 47, 74
Analyseweg, modellbegleitender 3
Anamnese 68
- anamnestische Daten 9, 81

Anforderungen 59, 64, 69
Angehörige 113
- erfahrene Berufsangehörige 17

Ansatz
- ergotherapeutisch-spezifischer 81
- klientzentrierter 110, 143
- systemorientierter 81

Ansprache, direkte 26, 92
Arbeit (*s. auch* Beruf) 38, 43, 45
- interdisziplinäre 95
- Zusammenarbeit (*s. dort*) 93, 107

Arbeitsinstrument 30
Arbeitskreis, Wiener Arbeitskreis Modelle & Theorien 56
Arbeitsmaterialien, schweizerische 33

Arbeitsmodell, persönliches 137
Arbeitspsychologie 31
Arzt/ärztlich
- behandelnder 25, 68, 84, 115
- Verordnung, ärztliche 116
- Zuweisung, ärztliche 138
Assessments 14, 15
- Assessment motorischer und prozesshafter Fähigkeiten (AMPS) 98
- Befunderhebungsinstrumente und Fragebögen 15, 95
Aufbau, theoretischer, OPMA („Occupational Performance Model Australia") 56
Aufgabendurchführung 72
Aufnahme, stationäre 84
Aufnahmeinformation 92
Ausbildung, ergotherapeutische 12–14
- Akademien 134
- Ausbildungs- und Prüfungsverordnung (ERGTh-APrV) 136
- Ergotherapie-Curriculum 57
- Fachhochschulen/Hochschulstudium 134, 136, 141
- Fortbildung 125
- Gestaltung von Ausbildungsplänen 14
- Grundausbildung 30
- Schule und Ausbildung 39
- Zusammenhänge 12
Ausdrucksvermögen, sprachliches/verbale Ausdruckfähigkeit 66, 71, 95
Ausflug 125
Ausführung, Probleme bei 72
Ausgangsbedingungen 6
Aushandeln von Therapiezielen 13
Auswahlmöglichkeiten 107
Autonomie 126
- des Klienten 107

B

Barriere 123
„baseline"-Information, Fragen aus 120
Bedarf, primäre Grundbedürfnisse 68

Bedeutungen
- individuelle 13
- kulturelle 13
- soziale 13
Bedingungen
- Ausgangsbedingungen 6
- Informationsbedingungen, realistische 6
Bedürfnislage der Patientin 47
Befund, medizinischer 24, 81, 104, 138
- Erstbefundung 117
Befunderhebung 15, 22, 41, 83
- Instrumente und Fragebögen 15, 95
Begriff (s. Terminologie)
Begriffsinstrumentarium 18
Begutachtung 74
- Instrumente 71
- Phase 70, 71
- Prozess 75
behandelnder Arzt 25, 68, 84, 115
Behandlung (s. Therapie)
Beobachtung
- gezielte 119, 121
- Instrument 96
- klinische Beobachtung des Alltags 66
Beruf (s. auch Arbeit) 38, 43, 45
Berufsangehörige, erfahrene 17
berufsbezogene übergeordnete Systematik 13
Berufsbild, Diffusion des 14
Berufsethik 128
Berufsexpertinnen und -experten 18
Berufsgruppen 52
Besprechung
- regelmäßige 71
- wöchentliche 23
Betätigung („occupation") 31, 33, 97, 107, 109, 112, 116, 119, 120, 134
- angestrebte 127
- Fragebogen zur 97
- Fragen zu „occupation" 116
- menschliche 80, 106
- „occupational science" 134

- verloren gegangene 118, 119
- vertraute 9
Betätigungsdysfunktion 120
Betätigungsformen 92, 93, 98
Betätigungsfunktion 8, 9
- individuelle 8
Betätigungskatalog 119
Betätigungskompetenz 9
Betätigungsmöglichkeiten 3
Betätigungsperformanz 6, 8
- Annahmen über 144
- Deutschland 6
Betätigungsvergangenheit, Interview zur 97
Betätigungsverhalten 82, 88
Betrachtungsweise/Sichtweise
- ganzheitliche 104
- integrierte Betrachtung 3
- medizinische 104
betreuende/s Schwester/Pflegepersonal 25, 115
Betreuungsverhältnis, rechtliches 25, 82
Bewohnerin eines Pflegeheims, Fallbeispiel 22–27
Bewohnermitbestimmung 101
Bewohnerorientierung 101
Bewohnerrat 101
Bewohnerstatus 90
Bewohnervertretung 126
bewusstes Handeln 31
- Grade der Bewusstheit 31
bewusstseinsklar 24, 42, 46, 90
Beziehung
- Abbruch 67
- Mutter-Tochter-Beziehung 95
- soziale 116
Bezugsrahmen („applied frames of reference") 2
- theoretische 7
Bezugswissenschaften 140
Bieler Modell 4, 7, 30–53
- Grundfunktionen (s. dort) 35–36, 41, 42, 45

- Handlungsbedingungen (s. dort) 33–34
- Handlungsfähigkeit 30–33
- kulturelle Voraussetzungen 39, 43
- Lebensbereiche 37–37, 41, 45, 52
- materielle Voraussetzungen 39, 43
- physische und psychische Voraussetzungen 37, 42
- soziale Voraussetzungen 39, 43
- Verhaltensgrundformen 34–35, 37, 44, 48
Bildungsniveau 114
Biographie 9
Brand, traumatisches Ereignis des Brandes 67
brauchbare Gegenstände, Suche nach 26, 41

C

„Canadian"
- „Model of Occupational Performance" (s. CMOP) 3, 9, 104–129, 134
- „Occupational Performance Measure" (COPM) 110–112, 134
Checkliste 95
- Interessen-Checkliste 97
- Rollen-Checkliste 97
chronische Erkrankungen 16, 104
CMOP („Canadian Model of Occupational Performance") 3, 9, 104–129, 134
- Entstehungsgeschichte des Modells 104–106
- ergotherapeutischer Prozess 114
- Leitlinien der Therapie 114–116
- Messinstrument 110–112
- „Occupational Performance Process" 112
- Praxismodell 106–110
„codex of conduct" (Verhaltenskodex) 118
COPM („Canadian Occupational Performance Measure") 110–112, 134
Curriculum, Ergotherapie-Curriculum 57

D

Daten
- anamnestische 9, 81
- harte (Fallbeispiel MOHO) 81–83

Defizite 7
De-Institutionalisierung, Programm 123
Demenz
- Alzheimer- 24, 42, 44, 48, 56, 66, 68, 81
- Dementengruppe 26, 45, 86, 117, 122
- Dementenstation 23, 24, 81, 85, 88, 116, 121, 123
- neurotische Pseudodemenz 81
- reversible 81
- senile 56, 66–68, 81, 115, 120, 121
- Demenzentwicklung, senile 24

Denk- und Entscheidungsprozesse 18
Denkhandeln 32
Denkmodelle 30
Depression/depressive Erkrankung 46, 81, 83, 94, 115
- depressiver Eindruck/depressive Neigung 26, 121

deutschsprachige Ergotherapie 6
Diagnose/Diagnostik 8, 42, 56, 65, 121
- Abklärung 81
- kognitiver Bereich 115
- medizinische 81, 104, 138
- Mehrfachdiagnosen 16
- Pflegestufe 24

Diagnosefreiheit 128
Dienstleistungen
- Verpflichtung 128
- zielorientierte 126

Dienstleistungsebene 124
Dispositionen 86
Dokumentation, ergotherapeutische 117–119
- Dokumentationsbogen 118, 119
- Dokumentationssysteme 15

Dringlichkeit 47
Durchführung der Therapie 51

Dysfunktion 3, 80

E

Effektivität 104
- Nachweise 127

Effizienz 139
Ehe 114
Ehefrau 114
Einflußnahme, therapeutische 52
Einschränkungen
- im Alltag 68
- körperliche 24

Einstellungen, soziale 35
Einzeltherapie 26
Emotion/emotionaler Bereich 41, 42, 49
- Grundfunktionen, emotionale 36
- Stabilisierung, emotionale 49
- Zufriedenheit, emotionale 74

Enthospitalisierung 123
Entscheidungen, klinische 4
Entscheidungsprozess 18, 132
Entscheidungswege 4
Entstehungsgeschichte, OPMA („Occupational Performance Model Australia") 56–58
Entwurzelung, Gefühl von 67
Entzugserscheinungen 25, 82
Erfahrungen 83
- Berufsangehörige, erfahrene 17
- Hintergründe 4
- individuelle 4
- Krankheitserfahrung 17
- Praxiserfahrung 18

Erfassung 7
- Bieler Modell 40–46

Erfüllung 61
Ergotherapeutin 23, 50, 84, 91, 122, 127
ergotherapeutisch-spezifischer Ansatz 81
Ergotherapie-Curriculum 57
Ergotherapie-Prozess-Schritte 9
ERGTh-APrV (Ausbildungs- und Prüfungsverordnung) 136

Erhebungsmaßnahmen 65
Erholung (Ruhe/Schlaf) 39
Erholungshandlung 62, 64
Erinnerungslücken 26
Erkrankungen, chronische 16, 104
Erstbefundung 117
Erzählung 84
etablierte Abläufe 126
ethische Problemstellung 9
ethischer Standpunkt 107
Evaluation 65, 74
- Ergebnisse 72
Evidenzbasierung/evidenzbasierte Praxis 120
Exploration 66, 67
- ausführliche 71

F

fachbereichsspezifische Kenntnisse 5
Fachhochschulen (s. auch Ausbildung) 134
Fachsprache 144
Fachterminologie 6, 15
Fachwissen, medizinisches 7, 15, 16
Fähigkeiten/Fertigkeiten 64, 98
- Handlungsfähigkeit (s. dort) 2, 6, 30–33
- Interaktionsfertigkeiten 90
- kognitive 49, 95, 121
- Kommunikationsfertigkeiten 91
- Konzentrationsfähigkeit, abgeschwächte 24, 42
- Kunstfertigkeit 13
- motorische 23, 90
- Orientierungsfähigkeit 94
- prozesshafte 90
- sensorische 23
- soziale 35
- verbale 66, 71, 95
Fall, real(istisch)er 5
Fallbeispiel/Fallanalyse
- Bewohnerin eines Pflegeheims 22–27

- Bieler Modell 40–52
- - Erfassung 40–46
- - Planung 46–52
- MOHO („Model of Human Occupation") 81–83
- OPMA („Occupational Performance Model Australia") 65–73
Fallentwicklung, modellbasierte 4
familiäre
- Kontakte 126
- Konflikte 68
- Situation 24, 92
familientherapeutische Intervention 94
Fertigkeiten (s. Fähigkeiten/Fertigkeiten)
finanzielle Not 114
Finanzierungsmöglichkeiten (s. auch Kosten) 138, 139
Flexibilität 13
Fördermöglichkeiten 8
Forschung/Forschungsaktivitäten 128
- alltagszentrierte Erforschung 143
- ergotherapeutische Forschungsfragen 9, 15, 141, 142
- - zu ergotherapeutischen Kompetenzen 142
- Grundlagenforschung 134
Fortbewegung/Haltung 34, 35, 41, 44
Fortbildung (s. auch Ausbildung) 12–14, 30, 57, 125, 134
Fragebögen 15
- „occupational questionaire" 97
- „volitional questionaire" 96
Fragen
- aus der Baseline-Information 120
- Forschungsfragen, ergotherapeutische 9, 15, 141
- grundlegende (s. Leitfragen) 8, 82, 83, 86, 90, 91, 93, 100, 115
- konkrete 119
- zu „occupation" 116
Freizeit 39, 41, 43, 91, 108, 110
- Handlungen/-aktivitäten/-gestaltung 39, 62, 115, 124

- Performanzbereich 91
Fremdbestimmung/fremdbestimmtes Handeln 32, 85
Freundin, Rolle als 70, 114
Funktionen, eingeschränkte/gestörte/ Dysfunktion 3, 80, 83
Funktionsfähigkeit 80

G

ganzheitliche Erfassung 43
Gartenarbeit 83, 98, 114
Gartengruppe 125
Gegenstände
- Suche nach brauchbaren Gegenständen 26, 41
- Umgang mit Gegenständen 41, 44
Gegenstandsbereich 12, 141
Geist
- Kernelement Geist 68
- Körper, Geist und Seele 64
geistige Aktivierung 26
generisches Meßinstrument 111
Geriatrie 5
gerontopsychiatrische Abteilung 25
Gesellschaft/gesellschaftlich
- Ebene, gesellschaftliche 124
- Kontext, gesellschaftlicher 143
- Relevanz, gesellschaftliche 144
- Teilnahme am gesellschaftlichen Leben 126
Gespräche
- gemeinsame 71
- regelmäßige 74
- Verlauf 111
Gesprächsführung 111
Gestaltung der freien Zeit 39
Gesundheit 104
Gewohnheiten/Gewohnheitshandlungen 13, 31, 32, 88, 98
- Auflösung von Gewohnheiten 32
- Erhaltung sinnvoller Gewohnheiten 50
- Verlust der gewohnten Umgebung 67

Gewohnheitssystem 88
Grenzen 135
Großmutter 68, 114
Grundausbildung 30
Grundbedürfnisse, primäre 68
Grundfunktionen, Bieler Modell 35–37, 41, 42, 45
- emotionale 36
- kognitive 36
- motorische 35
- perzeptive 36
- sensorische 35
Grundlagenforschung 134
Grundsätze, therapeutische 95
Gruppe
- Dementengruppe 26, 45, 86, 117, 122
- Gartengruppe 125
- Gruppenaktivitäten 49, 117
- soziale 92
Gutachten (s. auch Begutachtung) 70, 71, 74
Gütekriterien, allgemeine 15

H

Habituation (Subsystem) 81
- Festigung 94
Haltung 34, 35
- Fortbewegung/Haltung 34, 35, 41, 44
- soziale Haltungen und Einstellungen 35
Handeln/Handlungen, menschliches 30–32
- bewußtes 31
- Denkhandeln 32
- Erholungshandlungen 62, 64
- Freizeithandlungen/-aktivitäten 62, 115, 124
- fremdbestimmtes 32
- Klassifizierung von Handlungen 63
- Komplexität von Handlungen 62, 69
- mitbestimmtes 32
- Probehandeln 32

- Produktivitätshandlungen 62
- Routine- oder Gewohnheitshandlungen 31
- selbstbestimmtes 32
- Selbsterhaltungshandlungen 62
- strukturierte 31
- therapeutisches Handeln 56
- zielgerichtetes 31

Handlungsabläufe 31, 49, 62, 69
Handlungsangebote 67
Handlungsbedingungen 7
- Bieler Modell 33–34
- lebensbezogene 33
- personale 33

Handlungsbegriff 7
Handlungserinnerungen 67
Handlungserwartungen 32
Handlungsfähigkeit 2
- Bieler Modell 30–33
- Schweiz 6

Handlungsformen 37
Handlungsgeschichte 67
- Exploration 67
Handlungsmöglichkeiten 33, 71
- Abbau 16
- Angebot 32

Handlungsperformance (s. „occupational performance") 6, 7
Handlungsproblem 12
Handlungsrolle 140
- OPMA 57, 61, 68, 70
Handlungsschritte 62, 69
Handlungsspielraum 39
Handlungsteilschritte 62
Handlungstheoretiker 31
Handlungstheorien/handlungstheoretische 30–31
- Konzeptionen 7
- Modelle 30

handwerkliche Techniken, Förderung 23
Hausbrand/Abbrennen des Hauses 25, 82, 83, 92
Hausfrau 24

Haushaltsführung/Haushaltsaktivitäten 83, 98, 125
hauswirtschaftliche Tätigkeiten 94
Heim
- Alten- und Pflegeheim 22, 92, 93
- Heimalltag 49
- Heimaufnahme 24, 25
- Heimrat (Bewohnervertretung) 126
- Heimsituation 46

Herangehensweise, systemische 94
Hilfestellung
- durch Adaptierung 76
- praktische 14
- verbale 76

Hilflosigkeit 138
Hilfsmitteltraining 23
Hilfsperson, Bereitstellen 76
Hirnleistungstraining 23
Hobbys 26, 43, 47, 86
Hochschulstudium/Fachhochschulen 134, 136, 141
Hypothesen 12, 59, 141
- subjektive 120

I

Identität/Identifikation
- „baseline identification" 117
- persönliche 118
- soziale 90

Identitätsarbeit 17
Individuation 32
Information
- Aufnahmeinformation 92
- zur Person 115

Informationsbedingungen, realistische 6
Informationsbruchstücke 6
Informationsflut 12
Informationslage, widersprüchliche 8
Informationsquelle, sinnvolle/wichitge 66, 67
Informationsverarbeitungsprozess 72
instituielle Komponenten 110

- De-Institutionalisierung, Programm 123
Instrumente
- Arbeitsinstrument 30
- Befunderhebungsinstrumente und Fragebögen 15, 95
- Begriffsinstrumentarium 18
- Begutachtungsinstrumente 71
- Beobachtungsinstrument 96
- generisches Meßinstrument 111
integrierte Betrachtung 3
Interaktion
- Ergebnis 108
- Fertigkeiten 90
- soziale 34, 35, 41
- - Anforderungen an die soziale Umwelt, interaktionelle 66
Interessen 26, 43, 83, 86
- Checkliste 97
Interventionen, ergotherapeutische 65, 83
Interview 95
- zur Betätigungsvergangenheit 97
- „Occupational Performance History Interview" II (OPHI-II) 97
- semistrukturiertes 118

K

Kaffeefahrten 115
Kenntnisse
- fachbereichsspezifische 5
- professionelle 128
Kernelemente 9, 64, 68
- Geist 68
- Körper 68
- Seele 68
Kindheit 114
Klassifizierung von Handlungen 63
Klienten
- Autonomie 107
- Ebene 124
- Zentrierung 13, 84, 107, 117, 139
- - Ansatz, klientzentrierter 110, 143

- - Arbeiten, klientzentrierte 67
- - Perspektiven, klientzentrierte 105
- - Prozess, klientenzentrierter 9
- - Vorgehen, klientzentriertes 122
- Zufriedenheit 106
Kognition/kognitiver Bereich 41, 42, 49
- Diagnosen zum kognitiven Bereich 115
- Fähigkeiten, kognitive 49, 95, 121
- Grundfunktionen, kognitive 36
- Komponente, kognitive 74, 110
- Training, kognitives 125
Kommunikation 125
- Fertigkeiten 91
Kompensationsmöglichkeiten 49
Kompetenzen
- eigenständiger Kompetenzbereich 17
- ergotherapeutische Kompetenzenforschung 142
Komplexität von Handlungen 62, 69
- Verringerung 76
Komponenten 12, 14
- Modellkomponenten 8
Konflikte, familiäre 68
Konstrukte/Konstruktion 8
- OPMA („Occupational Performance Model Australia") 56, 60
- soziale Konstruktion 13
Kontakte
- Aufnahme 94
- familiäre 126
- Förderung 26
- soziale 49, 92, 123, 126
Kontext
- gesellschaftlicher 143
- Kontextbezogenheit 92
- MOHO, Grundlegende Fragen aus der Modellperspektive an den beschriebenen Kontext 100–101
- therapeutischer 112
- Umweltkontext 112
- Veränderungsvorschläge zum Kontext 100

Kontinuität 114
Kontrollüberzeugung 85
Kontrollverlust 85
Konzentrationsfähigkeit, abgeschwächte 24, 42, 90
Konzeption (s. auch Modelle)
- handlungstheoretische 7
- Modelle, konzeptionelle 2, 132–137
Koordination 125
Körper
- keine körperlichen Einschränkungen 24, 42, 46
- Kernelement Körper 68
- Körper, Geist und Seele 64
- Ziele, körperferne und körpernahe 13
Kosten 106
- Finanzierungsmöglichkeiten 138, 139
Krankheitserfahrung 17
Krieg 114
Kultur/kulturell/kulturspezifisch 13, 16
- Bedeutungen, kulturelle 13
- Dimensionen, kulturelle 59
- Komponenten 110
- ostpreußische Kultur 98
- Theorietradition, kultureigene 16
- Voraussetzungen, Bieler Modell 39, 43
Kunstfertigkeit 13
Kurzzeitpflege 23

L

Lebensbereiche, Bieler Modell 37–39, 41, 42, 45, 52
- Bedingungen, lebensbereichsbezogene 37
Lebenserwartung, allgemeine 104
Lebensgeschichte 24, 83, 84, 114, 121
Lebensqualität 3, 13, 88, 90, 99, 104
- Ziele individueller Lebensqualität 5
Lebensrolle 108, 114, 116, 118
Lebenssituation
- individuelle 138
- jetzige 121

Lebensstil 88
Lebensunterhalt 38
Leistungskatalog 139
Leitfragen/grundlegende Fragen (s. auch Fragen) 8, 82, 83, 86, 90, 91, 93, 100, 115
- zur Fallstudie aus der jeweiligen Modellperspektive 148
- MOHO, Modellperspektive an den beschriebenen Kontext 100–101
- OPMA 65–66
- zur Theorie und Forschung im Rahmen des Modells 148
Leitlinien/Grundsätze der therapeutischen Behandlung 14, 95, 105, 113–116
Leitperspektive 13
Leitziel 33
Lernprozesse 18
Literaturrecherche 120
Logopädin 23
Lösungsstrategien 67
- mögliche 74

M

Masseur 23
materielle Voraussetzungen, Bieler Modell 39, 43
medizinisch
- Befund, medizinischer 24, 81, 104, 138
- ergotherapeutisches und medizinisches Menschenbild 139, 140
- Fachwissen, medizinisches 7, 15, 16
- Sichtweise, medizinische 104
Mehrfachdiagnosen 16
Menschen
- alte 32
- Betätigung/Handeln, menschliche(s) 30, 31, 80, 106
- ergotherapeutisches und medizinisches Menschenbild 139, 140
- System Mensch 80

Metapher 84
Methodenwissen 16
- Vorgehen, methodisches 51
Mitbestimmung/mitbestimmtes Handeln 32
- Bewohnermitbestimmung 101
- Mitbestimmungsrecht 104
Mitbewohnerin, Rolle als 114, 122
Mitpatientinnen 70
Mittel und Medien zum Einsatz in der Therapie 98
Modelle (s. auch Konzeption)
- Analyseweg, modellbegleitender 3
- Arbeitsmodell, persönliches 137
- Bieler Modell (s. dort) 4, 7, 30–53
- „Canadian Model of Occupational Performance" (s. CMOP) 3, 9, 104–129, 134
- Denkmodelle 30
- ergotherapeutische Praxismodelle 2
- Fallentwicklung, modellbasierte 4
- handlungstheoretische Modelle 30
- konzeptionelle 2, 132–137
- „Model of Human Occupation" (s. MOHO) 3, 8, 80–102
- Modellanwendung 8
- modellgeleitendes Vorgehen 135
- Modellkomponenten 8
- Modell-Lernen 32
- „Occupational Performance Model, Australia" (s. OPMA) 3, 7, 9, 56–78, 134
- persönliches Modell 18
- systemischer Vergleich, Praxismodelle 4
- Wiener Arbeitskreis Modelle & Theorien 56
Modell-Lernen 32
Möglichkeiten, ressourcenorientierte 43
MOHO („Model of Human Occupation") 3, 8, 80–102
- Gestaltung des Therapiebeginns und Planung des ergotherapeutischen Vorgehens 93–95

- Grundlegende Fragen aus der Modellperspektive an den beschriebenen Kontext 100–101
- Grundverständnis der Person mit Fähigkeiten und Defiziten 80–93
- Mittel und Medien zum Einsatz in der Therapie 98
- Mittel zur Befunderhebung 95–98
- persönliche Erfahrungen 101, 113
- Zielfindung und Therapie 98–99
Morbidität, Multimorbidität 101
Motivation/motiviert 31
- Motivationsquelle 123
Motorik/motorisch 41
- Fertigkeiten, motorische 90
- - Training 23
Multifunktionsraum 23
Multimorbidität 101
Musiktherapeutin 23
Mutter
- Mutter-Tochter-Beziehung 95
- Rolle als 70, 114

N

Narrativ 98
- Volitionsnarrativ 84, 95, 98
Neugierde 26
neurotische Pseudodemenz 81
Nomenklatur, einheitliche 145

O

Objekte 98
„occupation" (s. Betätigung) 31, 33, 97, 107, 109, 112, 116, 119, 120, 134
„occupational"
- „questionaire" 97
- „performance" (Handlungsperformance) 6, 7, 108, 116
- - Anliegen 111
- - Annahmen 144

- - „Canadian Model of Occupational Performance" (s. CMOP) 3, 9, 104–129
- - Definition 61
- - „Model of Human Occupation" (s. MOHO) 3, 8, 80–102
- - „Occupational Performance History Interview" II (OPHI-II) 97
- - „Occupational Performance Model, Australia" (s. OPMA) 3, 7, 9, 56–78, 134
- - „Occupational Performance Process" 112, 113
- - Österreich 6
- - Umwelteinfluss auf die „occupational performance" 126
- olfaktorische Reize 74
- OPHI-II (Occupational Performance History Interview II) 97
- OPMA („Occupational Performance Model Australia") 3, 7, 9, 56–78, 134
- Aufbau 58–65
- Entstehungsgeschichte 56–58
- Bereiche 57, 62
- Fallanalyse 65–73
- grafische Darstellung 60
- Grundfragen 65–66
- Kernelemente 58, 64, 68
- Komponenten 58, 64, 71
- schematischer Überblick 59
- Zielformulierung 73–76
- Organisation 101
- Orientierung
- Bewohnerorientierung 101
- örtliche, Störungen 90
- räumliche 23
- - Verbesserung 26
- Sinnorientierung 31
- zeitliche 23
- - Verbesserung 26
- Orientierungsfähigkeit 94
- Orientierungstraining 27, 125
- räumliches 23

- zeitliches 23
- Ostpreußen 24, 84–86
- Kultur 98

P

Parizipation 3
partnerschaftlicher
- Prozess 140
- Umgang 107
Passivität 87
„Perceive, Recall, Plan and Performance System of Task Analysis" (PRPP) 72, 134
„performance"
- Komponenten 110, 121
- Subsystem (s. auch „occupational performance") 81, 90, 98
Person 109, 112, 116
- Information zur 115
personal/personale
- Bereich, personaler 33, 52
- Handlungsbedingungen, personale 33
persönlich
- Erfahrungen, persönliche 101, 113
- Identität, persönliche 117
- Modell, persönliches 18
- - Arbeitsmodell 137
Perspektiven, klientenzentrierte 105
Perzeption/perzeptiver Bereich 41, 42, 49
- Grundfunktionen, perzeptive 36
Pflege 22–23
- ambulante 23, 124
- Kurzzeitpflege 105
- Schwerstpflegebedürftige 105
- stationäre 22
Pflegeheim 22
Pflegepersonal 66, 70, 71, 74, 117, 119, 122, 138
- betreuendes 25, 115
- in Therapie einbeziehen 70
Pflegerin 84
Pflegestation 66

Pflegestufe 24
Physiotherapeutin 23
Physiotherapie 125
physische
- Dimensionen 59
- Komponenten 110
- Umwelt 66, 123
- Voraussetzungen, Bieler Modell 37, 42

Planung
- Aktionsplan, ergotherapeutischer 124
- Bieler Modell 46–52
- MOHO, Planung des ergotherapeutischen Vorgehens 93–95
- patientenzentrierter Behandlungsplan 52
- Planungsfehler 72
- rollende 52

Potential der Patientin 47

Praxis
- Separierung zwischen Theorie und Praxis 135
- Verbindung zwischen Theorie und Praxis 134

Praxiserfahrung 18
Praxishilfen 14
Praxismodelle, ergotherapeutische 2
- systemischer Vergleich 4
Praxisrelevanz 57
Priorität 47, 111, 118, 120
Probehandeln 32

Problem
- beim Abrufen 72
- bei der Ausführung 72
- ethische Problemstellung 9
- Handlungsproblem 12
- Problembereiche 65
- Problemebenen 15
- Problemlösungsprozess, komplexer 15
- Problemstellungen, ergotherapierelevante 45
- Problemverständnis, ergotherapeutisches 18
- Problemzusammenhang 12, 14

- bei der Wahrnehmung 72

Produktivität 108, 110, 114
- Handlungen 62

Profession/Professionalität/Professionalisierung 6, 13–14, 60
- Kenntnisse, professionelle 128

Programm
- Behandlungsprogramme, ergotherapeutische 14 66
- Qualitätssicherungsprogramm 9
- Standardprogramm 117

Prozess
- Fertigkeiten, prozesshafte 90
- partnerschaftlicher 140

Prozessqualität 105, 113, 125
Prozess-Schritte in der Ergotherapie 9
PRPP („Perceive, Recall, Plan and Performance System of Task Analysis") 72, 134

Prüfung, Ausbildungs- und Prüfungsverordnung (ERGTh-APrV) 136
Pseudodemenz, neurotische 81
psychische Voraussetzungen, Bieler Modell 37, 42

Psychologie
- Arbeitspsychologie 31
- Psychologenstelle 126

Psychotherapie, unterstützende 95
Putzfrau 24, 114

Q

Qualität
- Prozessqualität 105
- Strukturqualität 105

Qualitätsmanagement 105
Qualitätssicherung 105
- Entwicklung qualitätssichernder Maßnahmen 30
- Qualitätssicherungsprogramm 9

Qualitätszirkel 126

R

Rahmenbedingungen 50
Rauchvergiftung 25, 82
Raum 57, 65
- räumliche Orientierung, Training 23
- räumliche Umwelt 93
- Zeit-Raum-Kontinuum 67
Realisierbarkeit 47
rechtliches Betreuungsverhältnis 25, 82
Reisen
- Tages- und Kurzreisen 98
- in die USA 24, 114, 115
Reize 74
- akustische 74
- olfaktorische 74
- visuelle 74
Resignation 83
Respekt 107
Ressourcen 3, 4, 7, 67, 140
- individuelle 3
- Möglichkeiten 43
- ressourcenorientiert 43
- soziale 4
- Verknappung 139
- Verteilung 139
- zeitliche 4
Rhythmisierung 95
Rituale 94
Rolle/Rollen 13, 88, 98
- Anforderung 90
- Checkliste 97
- als Ehefrau 114
- als Freundin 70, 114
- als Großmutter 114
- als Mitbewohnerin 68, 114, 122
- als Mutter 70, 114
- als Schwester 114
- als Tochter 24, 25, 46, 67, 68, 70, 83, 84, 91, 92, 94, 114, 115, 117, 125, 138
- Lebensrolle 108
- reduzierte Rollenerfüllung 88, 90
- verinnerlichtes Rollenskript 88
Rollenpartner 70
- primäre 71
Rollentheorie 16
Routine- oder Gewohnheitshandlungen 31
Rückzug 83

S

Schule und Ausbildung 39
Schweiz/schweizerisch
- Arbeitsmaterialien 33
- Handlungsfähigkeit 6
Schwerhörigkeit 24, 26, 42, 46, 68, 81, 90, 123
Schwerstpflegebedürftige 23
Schwester
- betreuende 25
- leibliche 114
Seele
- Kernelement Seele 68
- Körper, Geist und Seele 64
Seidenmalen 26, 72, 86, 115, 116, 125
Seidentuch 27, 43, 47, 94
Sein, Dimension des Seins 61
selbstbestimmtes Handeln 32
Selbstbild 83
- negatives 83
Selbsterhaltungshandlungen 62
Selbstständigkeit 122
Selbstversorgung/Selbstversorgungsbereich 108, 110, 115, 124, 125
- Performanzbereich 91
Selbstwertgefühl 83, 114
senile Demenz 56, 66–68, 81, 115, 120, 121
- Demenzentwicklung 24
Seniorensportgruppe 125
Sensorik/sensorisch 41
- Dimensionen, sensorische 59
- Fähigkeiten, sensorische, Training 23
- Grundfunktionen, sensorische 36

Sichtweise
- ganzheitliche Betrachtungsweise 104
- integrierte Betrachtung 3
- des Klienten 13
- medizinische 104

Signale, nonverbale 67
Sinnorientierung 31
Situation
- Familiensituation 92
- gut strukturierte Situation 47
- Heimsituation 46
- Lebenssitutation (s. dort) 3, 121
- momentane 123
- Therapiesituation 51
- Wohnsituation 25, 81

Situationsanalyse 9
Skepsis 26, 91
Sozialarbeiterin 23, 84, 91, 117, 126
Sozialbericht 24
soziale(r/s)
- Bedeutungen 13
- Beziehungen 116
- Dimensionen 59
- Fähigkeiten 81
- Fertigkeiten 81
- Gruppen 92
- Haltungen und Einstellungen 35
- Identität 90
- Interaktion 34, 35, 41
- Komponenten 110
- Konstruktion 13
- Kontakte 49, 92, 123, 126
- Ressourcen 4
- Umfeld 122
- Umwelt 66, 92, 93, 123
- Voraussetzungen, Bieler Modell 39, 43

Sozialform 95
Sozialisation 32
Sozialverhalten, Förderung 23
Spenden 126
Spiel/Freizeit 39, 41
Spiritualität 110, 115, 116, 118

sprachliches Ausdrucksvermögen/ verbale Ausdruckfähigkeit 66, 71, 95
Stabilisierung, emotionale 49
Standardprogramm 117
Stärken 122
„state-of-the-art" 141
stationäre
- Aufnahme 84
- Pflege 22
- Umwelt 74

Stellenschlüssel 51
Stimmung 36
Stimulation 95
Störungsbilder 2
Streßsyndrom, posttraumatisches 115
Struktur/strukturiert
- gut strukturierte Situation 47
- Handlungen, strukturierte 31
- Strukturqualität 105, 126
- Wissensstruktur, komplexe 4

Subsysteme 8, 80–81
- Habituation 81
- Performance 81, 90
- Volition 81, 94, 95, 98

Suchterkrankung 68
System Mensch 80
Systematisierung, übergreifende 14
systemische Herangehensweise 94
systemorientierter Ansatz 81
Systemtheorien, offene und dynamische 137

T

Tagesablauf 119, 127
- Routine 88

Tageszeit 51
Tätigkeitspräferenzen 86
Tauglichkeit 57
Team
- Besprechungen 125
- Mitglieder 122
- multidisziplinäres 85

- therapeutisches 23, 87, 92
Terminologie 6, 15
- Begriffsinstrumentarium 18
- Handlungsbegriff 7
Theorien/theoretisch
- Bezugsrahmen, theoretische 7
- Grundlagen zur theoretischen Fundierung 30
- Handlungstheorie/handlungstheoretische Konzeptionen und Modelle 7, 30–31
- kultureigene Theorietradition 16
- OPMA („Occupational Performance Model Australia"), theoretischer Aufbau 56
- Rollentheorie 16
- Separierung zwischen Theorie und Praxis 135
- Systemtheorien, offene und dynamische 137
- Theoriearbeit 6
- Theoriebildung 132
- Verbindung zwischen Theorie und Praxis 134
- Wiener Arbeitskreis Modelle & Theorien 56
Therapie
- Aktivitäten als therapeutisches Mittel 33
- aktuelle 98
- Aushandeln von Therapiezielen 13
- Behandlung, ergotherapeutische 26
- Behandlungsansätze („approaches") 2, 12, 15, 16
- Behandlungsplan, patientenzentrierter 52, 68
- Behandlungsprogramme, ergotherapeutische 14
- Behandlungsschwerpunkte 47
- Behandlungsverfahren 120
- Behandlungsziele 3, 6, 47, 68, 74, 87, 118
- Durchführung der Therapie 51
- Einflußnahme, therapeutische 52
- Einstieg 117
- Einzeltherapie 26
- familientherapeutische Intervention 94
- Gestaltung des Therapiebeginns und Planung des ergotherapeutischen Vorgehens 93–95
- Handeln, therapeutisches 56
- Kontext, therapeutischer 112
- Leitlinien/Grundsätze der therapeutischen Behandlung 14, 95, 105, 113–116
- Mittel und Medien zum Einsatz in der Therapie 98
- Pflegepersonal einbeziehen 70
- Psychotherapie, unterstützende 95
- Team, therapeutisches 23, 85, 87, 92
- Therapieangebot 100–101
- Therapiebereich 23
- Therapiesequenzen 51
- Therapiesituation 51
- Therapiestunden 52
- therapiewillig 116
- Therapiezeitpunkt 98
- Zielfindung in der Therapie 98
Tochter 24, 25, 46, 67, 68, 70, 83, 84, 91, 92, 94, 114, 115, 117, 125, 138
- Mutter-Tochter-Beziehung 95
- Rolle als 70
Traditionen 13
Training 23
- handwerkliche Techniken, Förderung 23
- Hilfsmitteltraining 23
- Hirnleistungstraining 23
- kognitives 125
- motorische Fähigkeiten 23, 90
- Orientierungstraining (s. dort) 23, 27, 125
- sensorische Fähigkeiten 23
- Sozialverhalten, Förderung 23
Trauma/traumatische
- Erfahrungen 85

- Hausbrand, traumatisches Ereignis des Brandes 67
- posttraumatisches Streßsyndrom 115
- Veränderung 73
Tun, Dimension des 61

U

Über- und Unterforderungen 32
Übungsappartements 126
Umfeld 138
- soziales 122
Umgang, partnerschaftlicher 107
Umgebung 109
- Verlust der gewohnten Umgebung 67
Umwelt 92, 116
- bedeutungsvolle 13
- Bedingungen 71
- Bewältigung 33
- Einfluss auf die „occupational performance" 126
- externe 8, 57, 58, 64
- Faktoren 33
- Gegebenheiten 121
- institutionelle 116, 121, 123
- interne 58
- Komponenten 110
- Kontext 112
- MOHO 81
- physische 66, 123
- - Anforderungen 135
- räumliche 93
- soziale 66, 92, 93, 123
- stationäre 74
Unklarheiten 66, 81
unruhig 26, 46, 48
Unter- und Überforderungen 32, 73, 75
USA
- Reisen in die USA 24, 114, 115
- USA-Projekt 125

V

Validierung 135
Veränderungsprozesse 14
Veränderungsvorschläge zum Kontext 100
verbale
- Ausdruckfähigkeit/sprachliches Ausdrucksvermögen 66, 71, 95
- Hilfestellungen 76
Verbesserung, funktionale 5
Vergleich systemischer Praxismodelle 4
Verhaltensgrundformen 7, 34
- Bieler Modell 34–35, 37, 41, 44, 48
Verhaltenskodex („codex fo conduct") 118
Verlust 85
- der gewohnten Umgebung 67
- Kontrollverlust 85
vernetztes Denken 139
Verordnung, ärztliche 116
Versorgung, Akutbereiche klinischer Versorgung 15
Verstehen 8
Vertrauensbasis 94, 117
vertraute Betätigungen 9
Verwirrtheit 115
visuelle Reize 74
Vokabular 144
Volition (Subsystem) 81, 94, 95, 98
Volitionsnarrativ 84, 95, 98
„volitional questionaire" 144
Vorgehens- und Praxishilfen 14

W

Wahlmöglichkeiten 38
Wahrnehmung, Probleme bei 72
Wahrnehmungskanäle 87
Werte 83, 87
Wichtigkeit 111
Wiener Arbeitskreis Modelle & Theorien 56

Wissen
- Dimension des Wissens 61
- medizinisches Fachwissen 7, 15, 16
- Methodenwissen 16

Wissenschaft
- Bezugswissenschaften 140
- ergotherapeutische 107

Wissensfundus 128
Wissensstruktur, komplexe 4
Wohlbefinden der Patientin 25, 81
Wohnsituation 25, 81

Zusammenarbeit
- interdisziplinäre 93, 121
- Nutzen 107

Zuverlässigkeit 105
Zuweisung, ärztliche 138

Z

Zeit/zeitliche 58, 65
- Investition 118
- Orientierung, Training 23
- Ressourcen, zeitliche 4
- Tageszeit 51
- Therapiezeitpunkt 94
- Zeit-Raum-Kontinuum 67

Ziele
- Aushandeln von Therapiezielen 13
- Behandlungsziele 3, 6, 47, 68, 74, 87, 118
- Dienstleitungen, zielorientierte 126
- funktionale Verbesserung 5
- Handeln, zielgerichtetes 31
- individuelle Lebensqualität 5
- körperferne 13
- körpernahe 13
- Leitziel 33
- mögliche Zielsetzungen 99
- Zielfindung in der Therapie 98
- Zielformulierung mit dem OPMA („Occupational Performance Model Australia") 73–76
- Zielsetzung, ergotherapeutische 48

Zufriedenheit 61, 112
- emotionale 74
- der Klienten 106

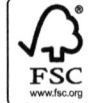

MIX
Papier aus verantwortungsvollen Quellen
Paper from responsible sources
FSC® C105338

If you have any concerns about our products,
you can contact us on
ProductSafety@springernature.com

In case Publisher is established outside the EU,
the EU authorized representative is:
**Springer Nature Customer Service Center GmbH
Europaplatz 3, 69115 Heidelberg, Germany**

Printed by Libri Plureos GmbH
in Hamburg, Germany